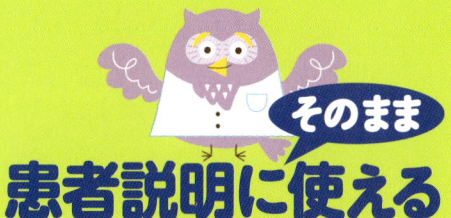

患者説明に使える そのまま

不安なパパ・ママにイラストでやさしく解説

こどもの口唇裂・口蓋裂の治療とケア

昭和大学病院唇裂口蓋裂センター長
昭和大学医学部形成外科教授
大久保文雄 編著

MCメディカ出版

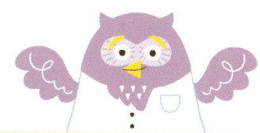

はじめに

- 口唇裂口蓋裂は、生まれつきの形態異常のなかでも比較的頻度の高い疾患です。早期に外科的治療を始めなくてはいけませんし、手術がうまくいけばそれで終わりというものではありません。成長の過程で適切な時期に、適切な治療を追加していくことが大切なのです。口唇裂口蓋裂をもって生まれたお子さんのご両親は育児だけでも大変なのに、入院、手術、通院と先の見えないイベントが目白押しで、不安がとても大きいかと思われます。そんなご両親のために、わかりやすい解説書を作る話をいただき、喜んで執筆することになりました。

- 私が形成外科医としてのスタートを切った年に、昭和大学に口蓋裂診療班が生まれました。当時はまだチーム医療という名前は聞き慣れない時代でしたし、大学病院という組織のなかで複数診療科の横断的なグループを作り上げるのは並大抵のことではなかったと思います。初代形成外科教授の鬼塚卓彌先生の先見の明には頭が下がると同時に、手探りでありながらも新しい組織を作り上げようとした先輩たちの情熱を今でも昨日のことのように記憶しています。今ではメンバー相互の意思疎通も良くなってきていますし、新しい治療法もずいぶん導入されてきました。治療のゴールはかつてとは比べものになりません。

- この本では、われわれの仲間で治療の先端に携わっている方を各診療科のトップに推薦していただいたところ、図らずも私以外はすべて女性の執筆陣となりました。どうしても育児のウエイトは母親にかかる傾向にありますが、そういった意味でも、患者さんの気持ちを大切にした性格の書籍になっていると思われます。

- 本書の内容は、現在われわれが行っている治療のほとんどを網羅し、専門家でなくてもわかりやすいように表記し、かつ充実した内容になるように努めました。この本を読むと、口唇裂口蓋裂の治療体系が一通りわかると思います。治療をひかえているお子さんのご両親の少しでも助けになると幸いです。また、口唇裂口蓋裂医療に直接携わっていない医療者の皆さんにも読んでいただけると、われわれの仕事内容が理解でき、紹介していただく際にも参考になるのではないでしょうか。口唇裂口蓋裂をもって生まれてきたお子さんとご家族にかかわるすべての医療者が、疾患と治療についての正しい知識をもって、彼らをサポートしていくことができるよう願っています。

2014年1月

大久保文雄

もくじ

はじめに……3

1章 口唇裂・口蓋裂のきほん —— 6

口唇裂・口蓋裂はどんな病気なのか？ 治療はどんな流れで行われるのか？ などについて、説明します。

❶ 口唇裂・口蓋裂ってどんな病気？……6
❷ どうして口唇裂・口蓋裂になるの？……8
❸ 口唇裂・口蓋裂だと、どんな困ったことがあるの？……11
❹ どんな治療をするの？……12

2章 出生後の赤ちゃん —— 16

赤ちゃんの誕生から退院までの様子を紹介し、ほ乳の仕方と合併症について説明します。

❶ 出生当日の流れ……16
❷ ほ乳について知っておきたいこと……18
　1 一般的なおっぱいの飲み方と裂をもつことによる問題点 18
　2 裂の形と授乳方法 19　　3 ほ乳ビンを使った授乳のコツ 21
❸ 合併症について知っておきたいこと……23
　どんな合併症があるの？ 23

3章 口唇裂の手術 —— 26

くちびるの手術の時期・方法などについて、説明します。

❶ いつ手術をするの？……26　　❷ どんな検査が必要？……27
❸ どんな手術をするの？……28　　❹ 術後はどんな状態になるの？……29

4章 口蓋裂の手術 —— 30

口蓋裂の手術の時期・方法などについて、説明します。

❶ いつ手術をするの？……30　　❷ どんな検査が必要？……31
❸ どんな手術をするの？……32　　❹ 術後はどんな状態になるの？……35

5章 入院から退院までの流れ —— 36

手術のための入院から退院までの流れについて、説明します。

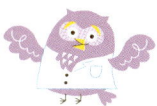

- ❶ 入院前に家庭で気をつけること、準備すること……36
- ❷ 入院後術前……37　❸ 手術当日……38
- ❹ 術後……41　❺ 退院後……43

6章 ことばの治療 —— 44

発音を改善するための治療や練習について、説明します。

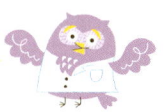

- ❶ どうしてことばをうまく話せないの？……44
- ❷ 発音の訓練ってどんなことをするの？……52
- ❸ いつ発音の訓練をすればいいの？……56
    - 発音の訓練を始めるまでの間に、家庭でできることは？ 56

7章 幼児期からの治療 —— 60

歯の生えかわり、言語機能、就学などをふまえて進める幼児期からの治療について、説明します。

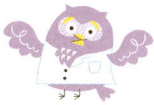

- ❶ 中耳炎について知っておこう……60
- ❷ むし歯に注意しよう……65
- ❸ 矯正歯科治療……71
- ❹ 幼児期からの手術……75
    - 1 顎矯正治療 75　2 顎裂形成術 78　3 外科的顎矯正 79
    - 4 くちびる・鼻の治療 81　5 口蓋の再手術 82

さくいん……83

編集・執筆者一覧……85

編著者紹介……86

1章 口唇裂・口蓋裂のきほん

お子さんが口唇裂・口蓋裂とわかってびっくりしているお母さん、お父さん、だいじょうぶです。手術で治すことができます。まず、どんな病気なのか？ ということを説明します。

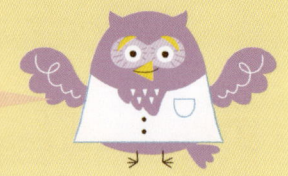

1 口唇裂・口蓋裂ってどんな病気？

生まれつき、唇、歯ぐき、その後ろのうわあご（上顎）からのどちんこ（口蓋垂）にかけて裂がある赤ちゃんがいます。鼻、くちびる、歯ぐき、うわあごが連続していないことに伴って、それぞれに変形があり、そのままにしておくとさまざまな障害を引き起こす生まれつき（先天性）の形の（形態）異常です。

くちびるの裂だけの場合、口蓋の裂だけの場合もあります。それぞれ、**口唇裂**、**口蓋裂**と呼びます。約2分の1は、両方が同時に起こります。

口唇裂・口蓋裂のこどもは、およそ400〜500人に1人の割合で生まれます。

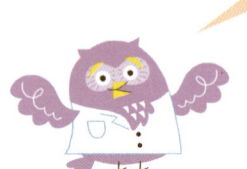

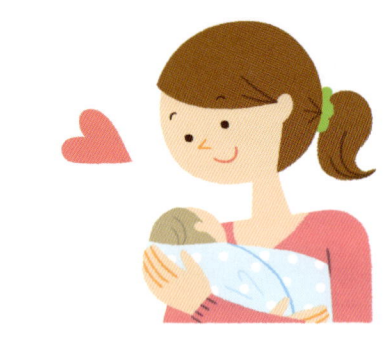

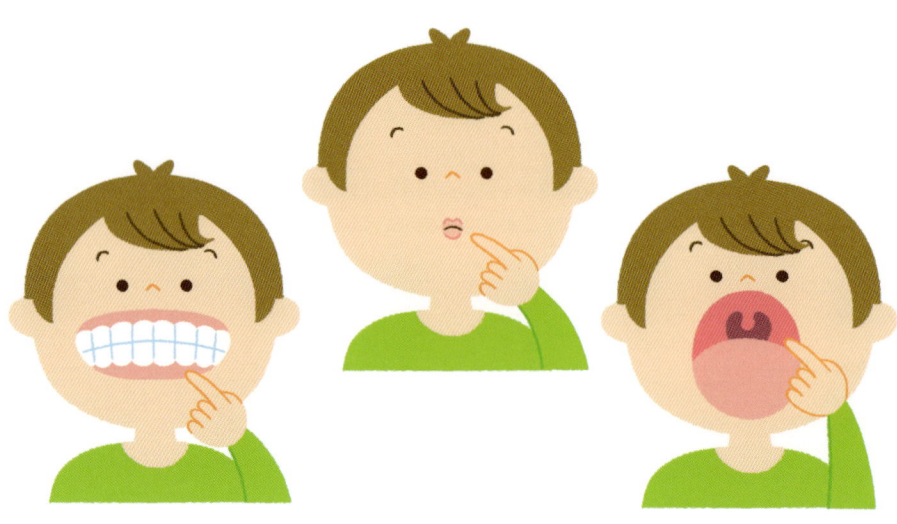

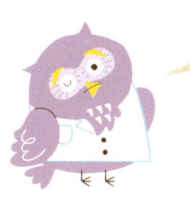

形の異常にはさまざまなものがあり、一人ひとりの状態は異なっています。それぞれの状態に応じた手術を行い、形を直していきます。

左側不全唇裂
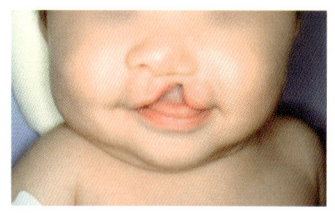

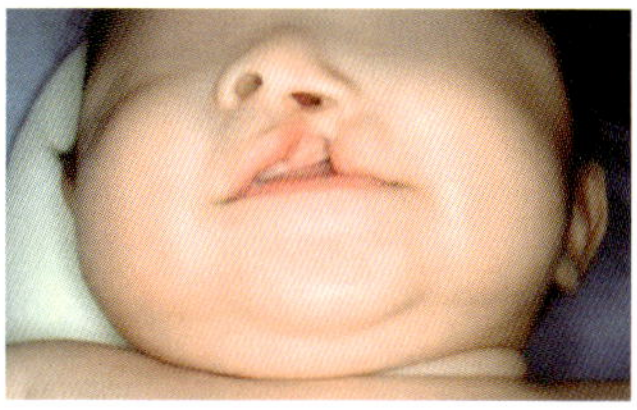

手術後
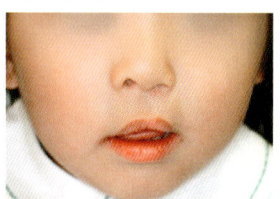

左側完全唇裂
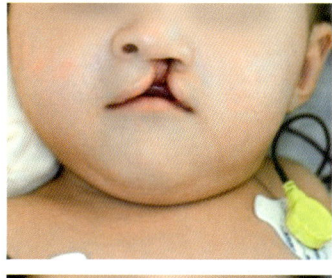
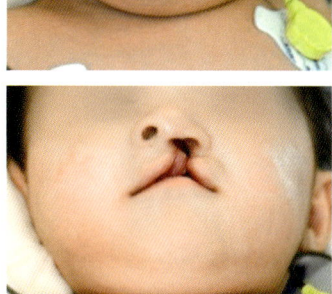

左側完全唇裂
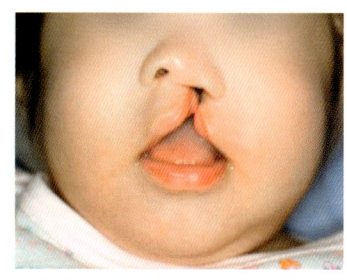
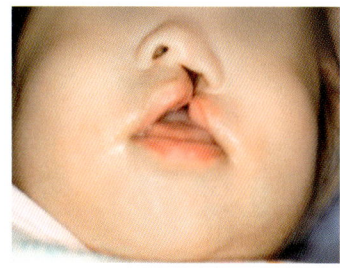

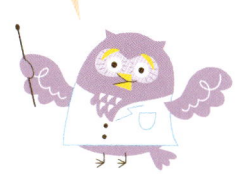

小鼻（鼻翼（びよく））が、あごの変形のため下がっています。

両側完全唇裂
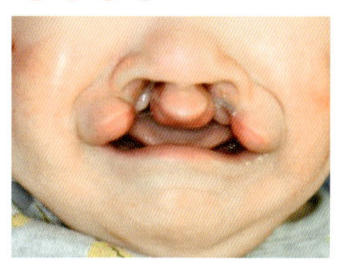
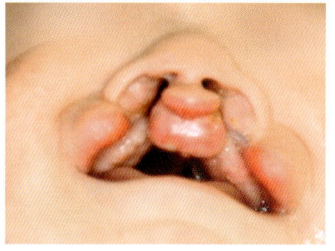

口蓋裂
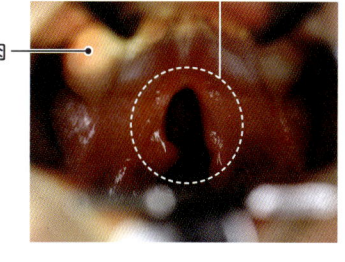

2つに分かれている

口蓋垂（こうがいすい）

歯肉

2　どうして口唇裂・口蓋裂になるの？

❶受精卵から胎児への成長

　私たちの体は、母親の子宮の中で受精卵から胎児に育っていきます。一つの細胞がいろいろな形・機能をもった細胞に変わっていき、それらが集まって皮膚・筋肉・骨・内臓などのいろいろな臓器になるのです。

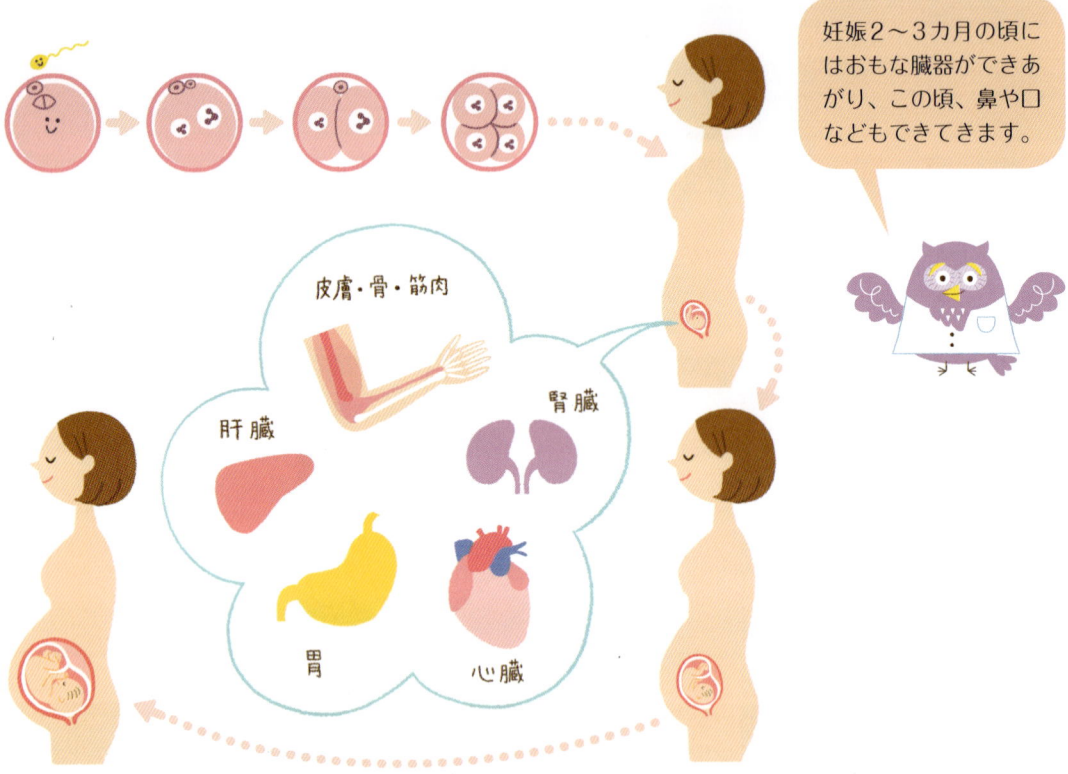

妊娠2～3カ月の頃にはおもな臓器ができあがり、この頃、鼻や口などもできてきます。

　顔も同じように、だんだんと赤ちゃんの顔の形ができていきます。この過程では、いくつかの組織のかたまりがつながって形成されます。

　卵子が受精してから口唇は4週目から7週目、口蓋はその後12週目までに完成すると考えられています。この過程が不完全になってしまうのが、口唇裂・口蓋裂です。

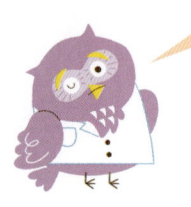

つながらない原因は、組織の一部が欠損しているためと考えられています。連続性がないだけでなく、ひきつれ（短縮）や変形も同時に起こっています。

❷顔はどのようにできあがっていくの？

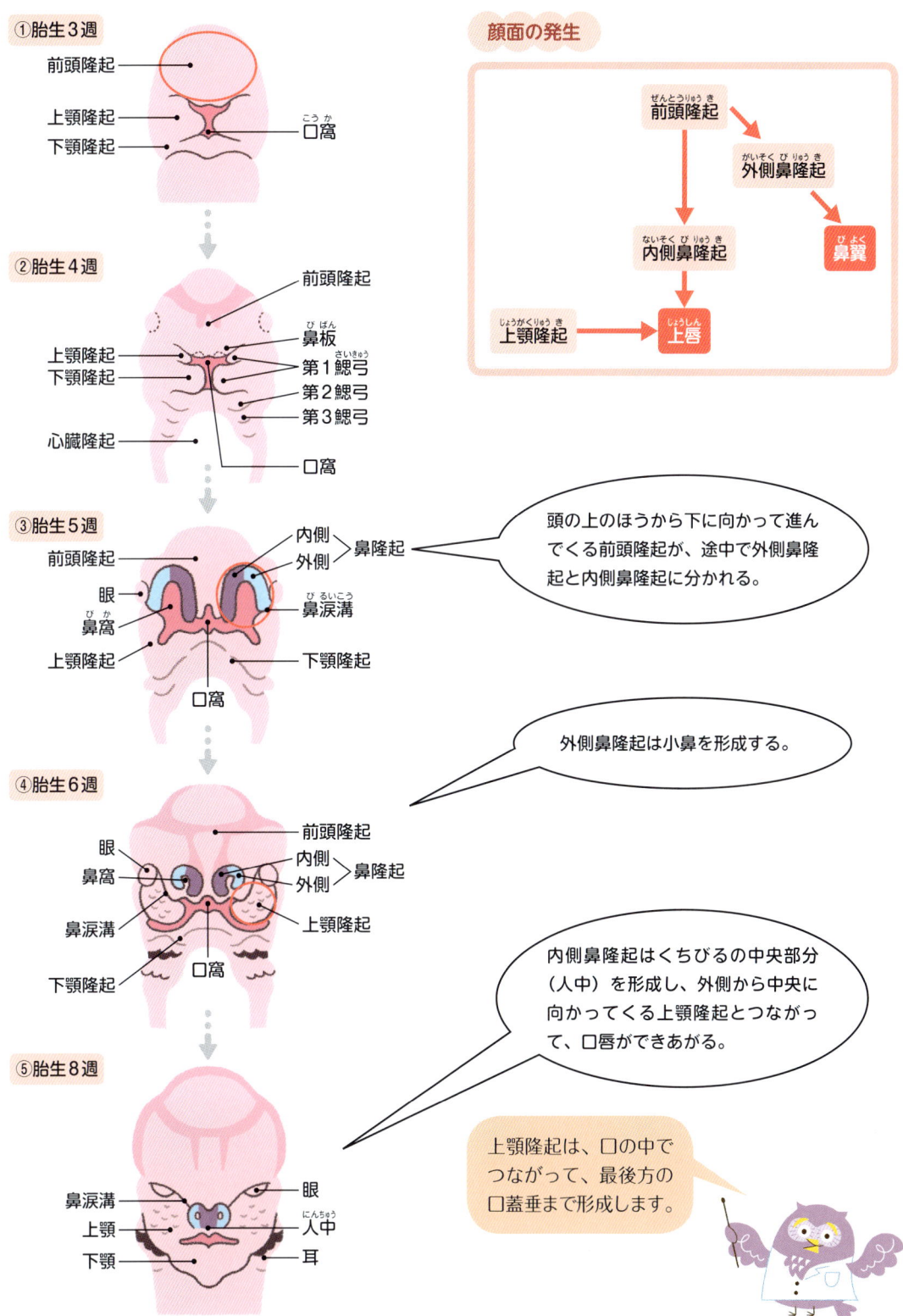

顔面の発生

①胎生3週
- 前頭隆起
- 上顎隆起
- 下顎隆起
- 口窩

②胎生4週
- 前頭隆起
- 鼻板
- 上顎隆起
- 下顎隆起
- 第1鰓弓
- 第2鰓弓
- 第3鰓弓
- 心臓隆起
- 口窩

③胎生5週
- 内側／外側 鼻隆起
- 前頭隆起
- 眼
- 鼻窩
- 鼻涙溝
- 上顎隆起
- 下顎隆起
- 口窩

頭の上のほうから下に向かって進んでくる前頭隆起が、途中で外側鼻隆起と内側鼻隆起に分かれる。

外側鼻隆起は小鼻を形成する。

④胎生6週
- 前頭隆起
- 眼
- 鼻窩
- 内側／外側 鼻隆起
- 鼻涙溝
- 上顎隆起
- 下顎隆起
- 口窩

内側鼻隆起はくちびるの中央部分（人中）を形成し、外側から中央に向かってくる上顎隆起とつながって、口唇ができあがる。

⑤胎生8週
- 鼻涙溝
- 眼
- 上顎
- 人中
- 下顎
- 耳

上顎隆起は、口の中でつながって、最後方の口蓋垂まで形成します。

口唇裂・口蓋裂は遺伝するの？

遺伝するともしないともいえます。患者さんの家系を見てみると、75％はその人だけ、25％はほかにも患者さんがいます。また、この疾患は一つの原因となる遺伝子があるわけではないので、25％にあたる人でも必ず遺伝するとは限りません。いわゆる「体質」のようなもので、専門的には「多因子遺伝」と呼ばれています。

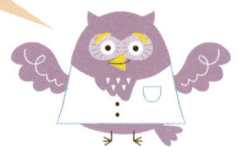

口唇裂・口蓋裂と関連する可能性のある因子はたくさんあります。それらと遺伝的因子が影響し合って、この病気が起こると考えられます。

注意⚠

口唇裂・口蓋裂の患者さんでは、ときに他の先天異常を合併することがあります。口唇裂だけの場合は一般より若干多く、口蓋裂があるとさらに合併率が増えるようです。最も多いのは心臓で、心室中隔欠損症、心房中隔欠損症など先天性心疾患とほぼ同じ割合で合併する可能性があります。

ほかにも多指症、合指症、耳介形態異常などさまざまですが、口唇裂・口蓋裂に特有の合併異常はありません。

合併症が体表でなく、目に見えない場合、すぐには発見できないこともあります。

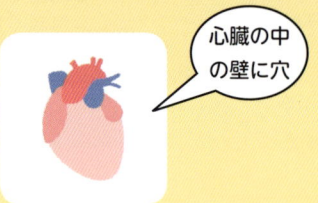

心臓の中の壁に穴

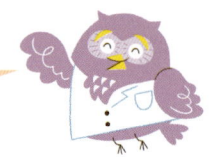

おっぱいが普通に飲めているのに、体重の増加が思わしくない場合は内臓に問題のあることもありますので、主治医や小児科医に相談しましょう。

3　口唇裂・口蓋裂だと、どんな困ったことがあるの？

くちびるは、おっぱいを飲んだり、食べ物を取り込んだりするのに使います。裂があると、その行為がしにくくなります。吸い込む力が弱くなったり、飲み込むのが上手にできなかったりします。

また、口の空気が鼻に漏れてしまうので、正常な音を作ることができず、言語障害の原因となります。そのほか、耳や鼻にも影響を及ぼし、歯並びが悪くなることもあります。

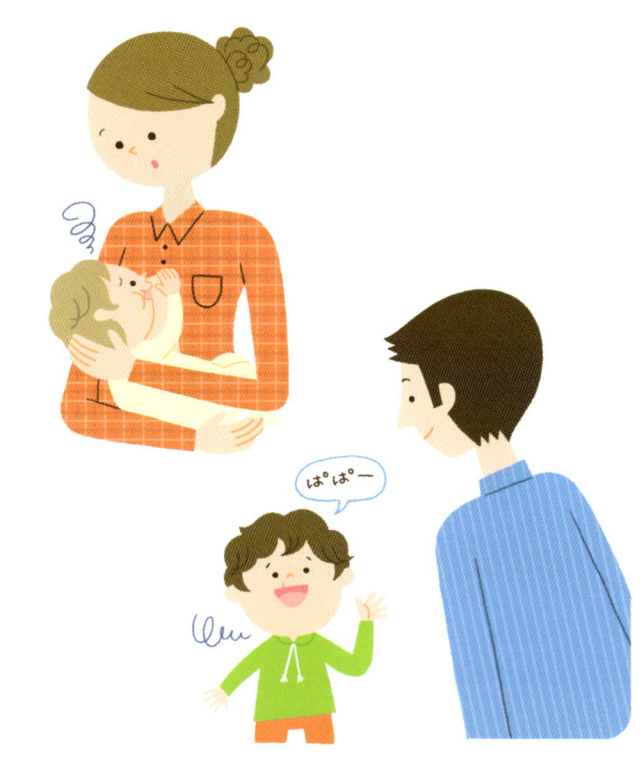

なぜことばを話しにくくなるの？

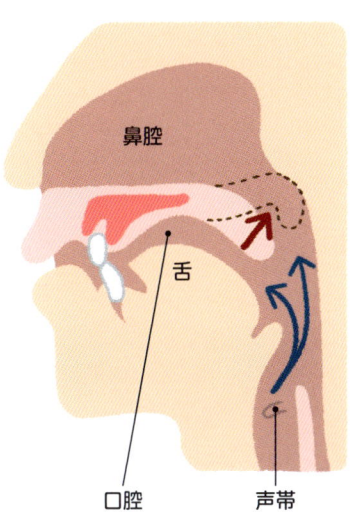

正常では、点線のように軟口蓋が挙上して、のどと鼻の間を遮断します。**鼻咽腔閉鎖機能不全**（びいんくうへいさきのうふぜん）の場合、隙間ができるため完全にふさぐことができず、液体や空気が鼻に漏れることで、ことばにゆがみを生じます。

6章（p.44〜47）で詳しく説明しています。

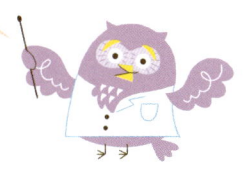

4 どんな治療をするの？

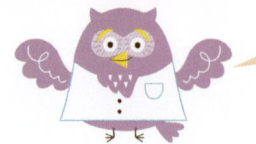

つながっていない部分をつなげる手術をします。
ただつなげるだけでなく、変形を直したり、組織の不足分を補ったりしながらつなげていくことが大切と考えられています。

❶くちびるの治療

口唇は、白い部分（**白唇**（はくしん））と赤い部分（**赤唇**（せきしん））からなります。境界線はＭ字型になっており、天使の持つ弓のような形であることから、**キューピッド弓**と呼ばれています。

白唇から赤唇にかけては、口唇裂があると裂部の組織が不足していることから、短縮し、ひきつれた形状となっています。口唇形成術では、そのひきつれを延長し、なめらかなキューピッド弓のつながりを形成する必要があります。

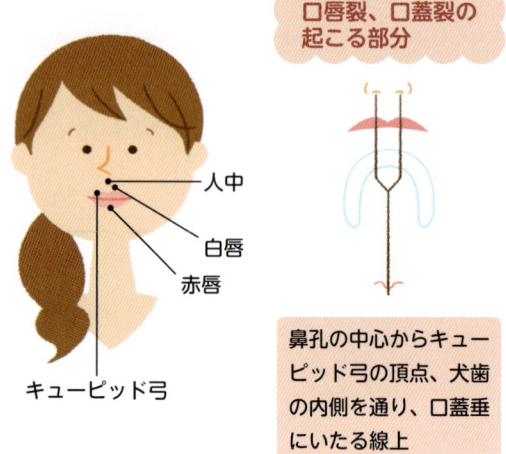

口唇裂、口蓋裂の起こる部分

鼻孔の中心からキューピッド弓の頂点、犬歯の内側を通り、口蓋垂にいたる線上

❷口の中の治療

口の中に裂があることにより、筋肉がひきつれたり、軟口蓋が短かったりします。口蓋裂の手術では、筋肉の方向を直したり、軟口蓋をのばしたりします。

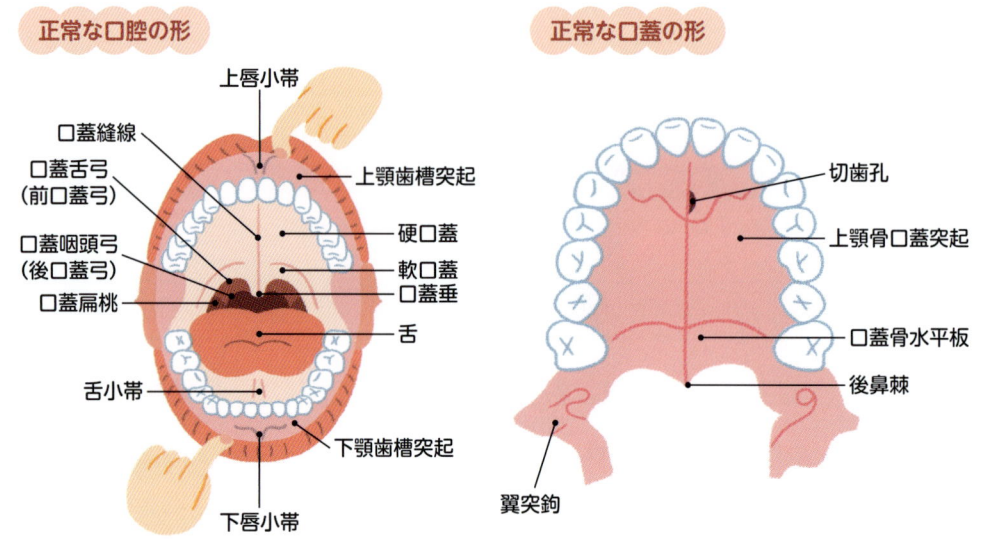

❸鼻の治療

　鼻も同様に床の部分の組織欠損で、とくに鼻の穴の縁から小鼻の部分が、落ち込んだ形に変形しています。それを左右対称にしていくことになります。鼻は上2分の1は骨、下2分の1は軟骨があり、とくに軟骨は最も下の部分が変形しているので、これを直さないと正常な形にできません。

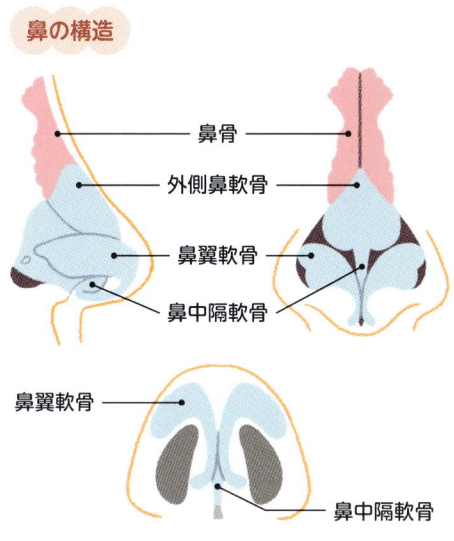

鼻の構造
- 鼻骨
- 外側鼻軟骨
- 鼻翼軟骨
- 鼻中隔軟骨
- 鼻翼軟骨
- 鼻中隔軟骨

手術の方法にはいろいろある❓

　外科医によっていろいろな方法が選ばれています。幼少時期にあまり手術操作を加えすぎると、その後の成長に悪影響を及ぼすので、ある程度の変形を残したままでもかまわないと考える外科医もいるようです。

　また、術前矯正といって、特殊な装置を使って裂を狭くする方法があり、ほ乳の助けにもなりますので、行う場合があります。

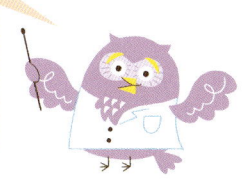

一人ひとりの状態に応じた手術が必要です。
手術について、担当の医師からの説明をしっかりと聞いて、わからないことは質問しましょう。

矯正装置

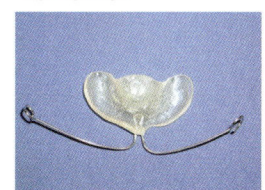
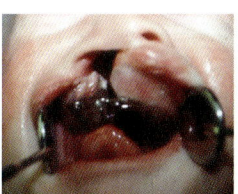

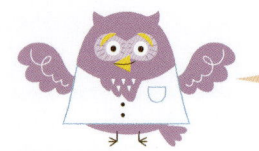

口唇裂・口蓋裂の治療は形成外科、小児科、耳鼻咽喉科、言語聴覚士、小児歯科、矯正歯科、補綴科、口腔外科、看護師、言葉の教室など、多くの部門の協力のうえに成り立っています。

治療の流れ

	出生前	新生児期	3〜5カ月
産科	出生前診断、出産へ向けての指導		
形成外科	出生前指導	治療計画	口唇形成術
言語部門	家族への支援	発達評価	
小児科	出生前指導	合併症への診断と対策、ほ乳指導	術後管理の支援
耳鼻咽喉科		聞こえの評価、滲出性中耳炎の管理	……▶
小児歯科			
障害者歯科		ほ乳障害の支援、ほ乳床作成	
矯正歯科		術前顎矯正	
補綴科			
看護部門		ほ乳指導、外来・病棟における治療支援	
ソーシャルワーカー		公的助成制度による社会的・経済的支援	……▶

| | 1〜2歳 | 幼児期 | 学童期 | 思春期 |

口蓋形成術　　　　口唇鼻修正　　　　顎裂部骨移植　　　　外科的顎矯正

鼻咽腔閉鎖機能
評価、言語訓練 ････････････････････････････････････►

歯の管理と治療 ･･････････････････････････････････►

摂食指導

歯列の管理・矯正 ･･････････････････････► 外科矯正を含めた
かみ合わせ矯正

義歯・インプラント

･･･►

1章　口唇裂・口蓋裂のきほん

2章 出生後の赤ちゃん

この章では、お子さんの誕生から退院までの様子を紹介し、ほ乳の仕方と合併症について説明します。

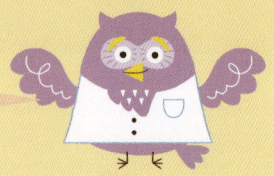

1 出生当日の流れ

❶ 赤ちゃんの状態を評価する

分娩に立ち会った医師・助産師・看護師が、お子さんの状態を評価します。

- 呼吸はしっかりしているかな？
- 心臓はちゃんと打っているかな？
- 苦しそうな様子はないかな？
- 元気に手足を動かしているかな？

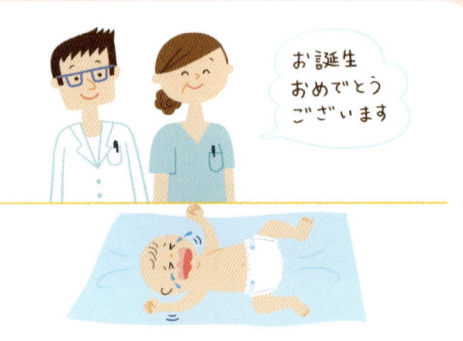

お誕生おめでとうございます

苦しそうな様子あり ↓

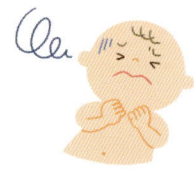

苦しい原因を探すとともに、必要な治療を始めます。

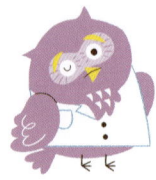

赤ちゃんの状態が落ち着くまで、待っていてくださいね。

状態が良い ↓

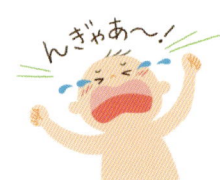

んぎゃあ〜！

❷ 口の状態を確認する

口の状態（裂はどこの範囲か）を確認します。

- 口唇裂
- 口唇顎裂
- 口唇口蓋裂
- 軟口蓋裂・硬口蓋裂

❸ 合併症の確認

頭から足の先まで診察し、口唇裂・口蓋裂以外の症状（合併症）はないか検討します。

合併症に関しては、この章の後半で説明します。

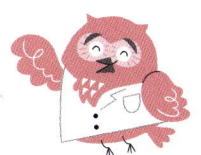

❹ 診療方針をたてる

- どういうことに注意して診ていくか
- 検査・治療の必要性はあるか
- どのようなほ乳方法を選ぶか

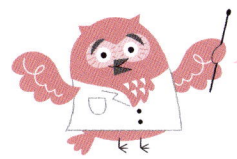

ほ乳を始める前に、呼吸の状態を医師・助産師・看護師とともに確認しましょう。苦しい状態では、ほ乳ができません。

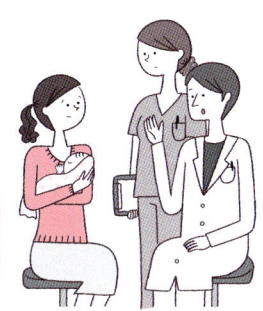

わが子が「口唇裂・口蓋裂という状態をもっている」と聞いた時は、そのことで頭がいっぱいだったかもしれません。
でも、お子さんと過ごすうちに、「赤ちゃんとしての普通の生活が基本にあり、一部に口唇裂・口蓋裂を伴っていることにより注意すべき点がある状態」ということに気づくと思います。

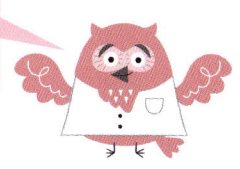

口唇裂・口蓋裂　→　赤ちゃんとしての生活（口唇裂・口蓋裂）

2章　出生後の赤ちゃん

2　ほ乳について知っておきたいこと

1 一般的なおっぱいの飲み方と裂をもつことによる問題点

　くちびるを大きく開いて、おっぱいをくわえます。くちびるはおっぱいに**密着**します。

　赤ちゃんの口蓋・舌・ほおのふくらみでお母さんの乳首を包みます。舌が波のような動きをして、この空間が**陰圧**になり、乳汁が流れ出ます。

　裂をもつことによる問題点には、以下の2点があります。

①くちびるに裂がある→**密着**しづらい
②口蓋に裂がある→鼻に空気が漏れるので**陰圧**にすることが難しい

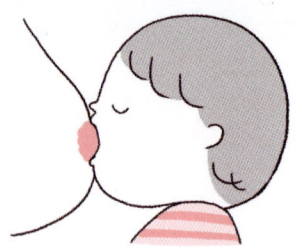

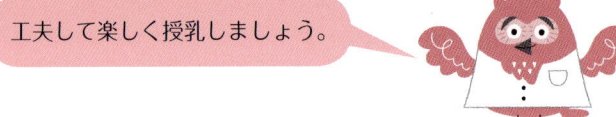

工夫して楽しく授乳しましょう。

ポイント ⚠

　お子さんがお母さんのおっぱいから直接母乳を飲むことができない時には、搾乳（さくにゅう）して与えることができます。母乳で育てることは、赤ちゃんにとって良いことがたくさんあります。

　しかし、お母さんは一人しかいません。何でもかんでもお母さんが担当し、疲労で倒れてしまってはどうにもなりません。家族や友達に手伝ってもらいましょう。一人だけに頼るのではなく、少しずつ分担してもらうと良いでしょう。

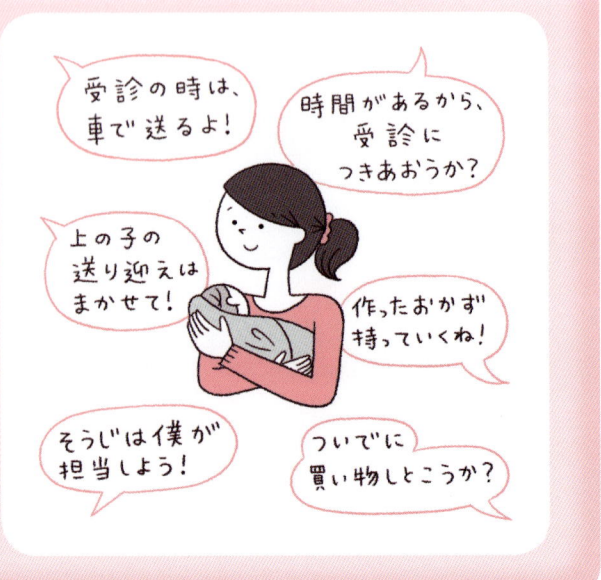

2 裂の形と授乳方法

❶口蓋裂を伴わない場合

▶ **口唇裂のみの場合**

くちびるに裂があっても、密着は可能です。通常、おっぱいやミルクの飲みにくさはありません。ほ乳ビンを使用する場合には、普通の乳首を使います。

▶ **口唇顎裂：裂がくちびると、歯ぐきにある場合**

おっぱいから直接母乳を吸えることが多いです。おっぱいが張って硬い時には、少し搾乳してやわらかくすると密着がよくなります。

NUK® 口唇裂用乳首

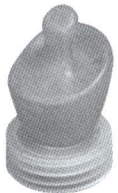

口唇裂用に開発された乳首
広いふちで裂部を覆い、圧がにげないようになっている

（NUK社、販売：株式会社ダッドウェイ）

母乳実感® 乳首

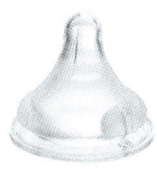

広口の乳首も、口を大きく開くことにより、くちびるの密着がよくなり、飲みやすい場合がある

（画像提供：ピジョン株式会社）

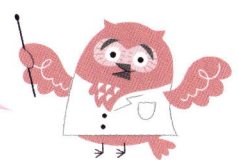

裂が歯ぐきから口蓋の前方まで続いている場合には、口の中を陰圧にすることが難しくなるため、口蓋裂用の乳首を使うこともあります。

口蓋床（こうがいしょう）って何？

口の中に入れても問題のない材料を使って、口蓋の裂を覆う装置のことです。ホッツ（Hotz）床が有名です。

裂が装置でふさがれるので、ほ乳しやすくなります。また、鼻中隔（びちゅうかく）の傷みを防ぐこともできます。

お子さんの口の形は刻々と変化するため、定期的に通院して装置を調整する必要があります。

どこの施設でも行える治療法ではありません。
担当医と相談しましょう。

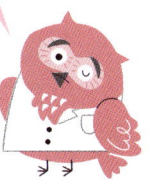

❷口蓋裂を伴う場合

▶ **口唇口蓋裂：裂がくちびる・歯ぐき・口蓋にある場合**

　裂の部分から空気が抜けるので、口の中を陰圧にして母乳を吸うことが難しいです。

　特別仕様の乳首を使用することが多いです。

▶ **口蓋裂：裂が口蓋のみにある場合**

　裂が軟口蓋のみの場合、直接授乳や普通の乳首でのほ乳が可能な場合もあります。

　裂が硬口蓋まで続いている場合には、特別仕様の乳首を使用することが多いです。

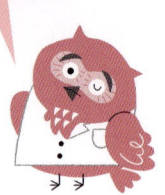

母乳の分泌が豊かな場合には、赤ちゃんのお口の中に母乳を搾り入れる方法もあります。

逆流防止弁により、乳汁がビンに戻ることを防ぐ乳首です。乳首をかむと、乳汁が口に流れ込みます。

ピジョンほ乳器 口唇口蓋裂児用乳首

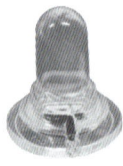 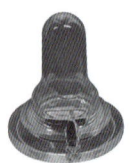

レギュラー　　スモール

（ピジョン株式会社）

乳汁がたくさん出すぎてむせる時には、レギュラーサイズからスモールサイズに変更する（吸い穴の大きさが異なる）

medela® スペシャルニーズフィダー

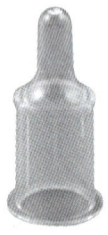

（メデラ株式会社）

乳首の向きを変えることにより、乳汁の出てくる量を調節できる

チュチュベビー® 口蓋裂用乳首メディカルタイプ

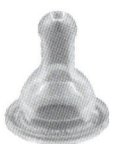

口蓋床を使用している方のために、開発された乳首

NUK® 口蓋裂用乳首

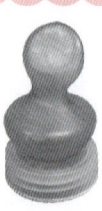

（NUK社、
　販売：株式会社ダッドウェイ）

裂を覆うように、乳首が幅広になっている
自分で穴をあける

3 ほ乳ビンを使った授乳のコツ

❶授乳時間と回数のめやす

1回の授乳時間は、長くても30分くらいまでにしましょう。長すぎると赤ちゃんが疲れてしまいます。

1日の授乳回数は、10回くらいまでが現実的です。お子さんの好きな量と回数をみつけましょう。

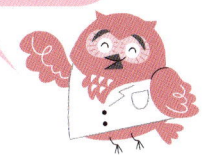

ミルクの缶に書いてある量や回数を、気にする必要はありませんよ。

❷げっぷ

裂をもつ赤ちゃんは、裂から空気を飲み込みやすいです。ほ乳の途中で何回かげっぷをさせましょう。

❸授乳時の赤ちゃんの姿勢

お母さんやお父さんの膝の上にお子さんを座らせ、頭を一方の手で支えます。体は起こしましょう。反対の手でほ乳ビンを持ち、お子さんの顔を見ながら授乳しましょう。

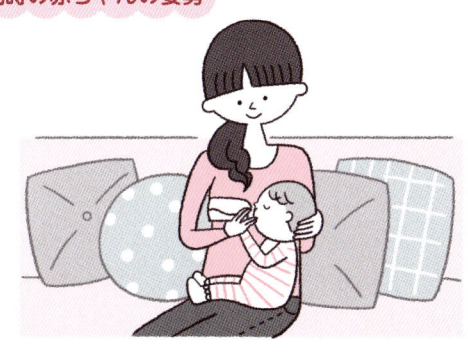

授乳時の赤ちゃんの姿勢

❹乳首の固定

裂が歯ぐきや口蓋にあると、乳首を固定しにくいです。鉛筆を持つように親指・人差し指・中指でほ乳ビンを持ち、薬指と小指を赤ちゃんのほおにあてると、乳首が安定します。

乳首は、顔に対してなるべく垂直にくわえさせましょう。乳首を下からえぐるように入れると、先端が左右の鼻を分ける壁（鼻中隔（びちゅうかく））に当たってしまいます。鼻の粘膜は口の粘膜に比べて弱いため、傷んで白く変色することがあります。痛みの原因になるので、注意しましょう。

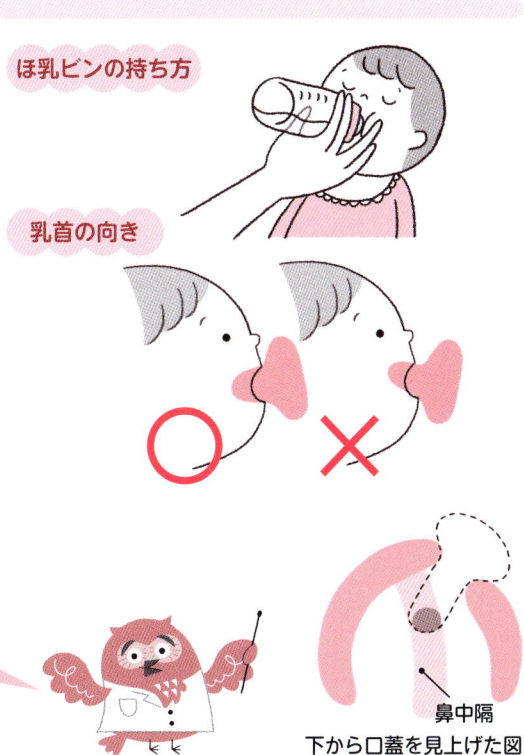

ほ乳ビンの持ち方

乳首の向き

○ ×

乳首の先が鼻中隔に当たっています！

鼻中隔
下から口蓋を見上げた図

注意 ⚠️

乳首は、使用や消毒により劣化します。少なくとも3～4個の乳首を、使い回すようにしましょう。

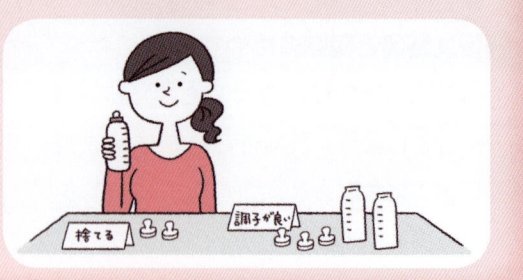

上手に飲めているのか心配……どうしたらいい？

定期的に小児科医の診察を受けましょう。
体重の増え方・体の動き・呼吸の様子などから**総合的**にお子さんの状態を判断します。お子さんにあった授乳方法を一緒に考えていきましょう。

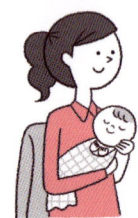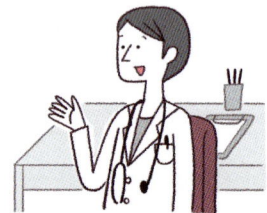

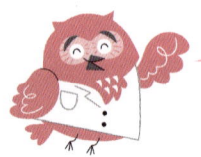

お子さんの状態によっては、複数の小児科医がかかわります。組み合わせは、お子さんの状態に応じてさまざまです。通院によるお子さんや家族の負担も考えて、良い方法をみつけましょう。また、医師に連携を依頼しましょう。

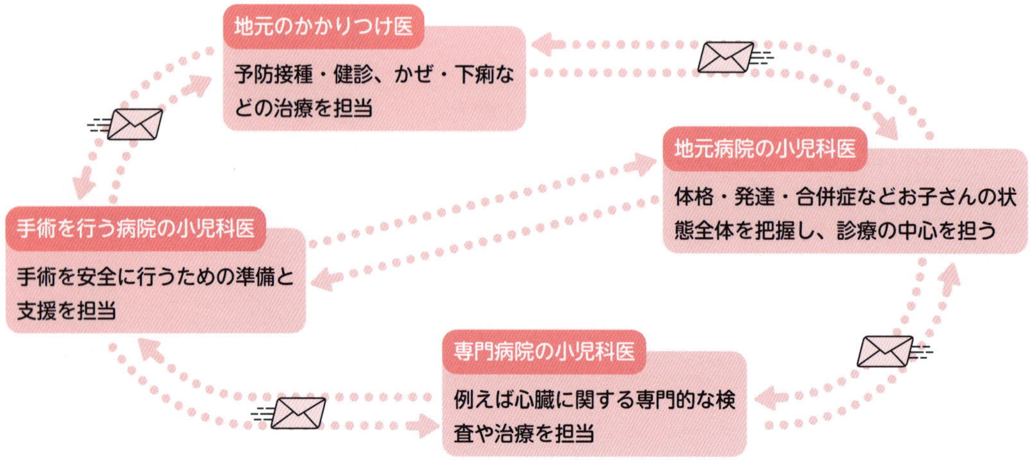

地元のかかりつけ医
予防接種・健診、かぜ・下痢などの治療を担当

地元病院の小児科医
体格・発達・合併症などお子さんの状態全体を把握し、診療の中心を担う

手術を行う病院の小児科医
手術を安全に行うための準備と支援を担当

専門病院の小児科医
例えば心臓に関する専門的な検査や治療を担当

3 合併症について知っておきたいこと

どんな合併症があるの？

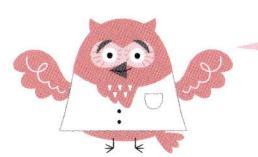

一般に、生まれてくるお子さんの20人に1人は、何らかの「治療の必要な状態」をもって生まれてくると考えられています。口唇裂・口蓋裂もその一つです。

口唇裂・口蓋裂を伴っている人のなかで考えると、治療を必要とする状態は**口唇裂・口蓋裂のみ**の場合が最も多いです。しかし、ほかにも身体の症状（形の変化や働きの変化）をもつ場合もあります。ともに注意すべき症状を**合併症**と呼びます。合併症のなかには、生まれつきのものと、「ぜん息」や「てんかん」のようにしばらくしてから症状の現れるものがあります。

口唇裂・口蓋裂に伴う生まれつきの合併症としては、心臓の形の変化（先天性心疾患）が最も多いです。しかし、多いとはいっても、伴っている割合は1割弱という報告があります。

手足や指、背骨の形の変化なども時にみられます。口蓋裂のみの場合には、脳の形の変化にも注意を払います。

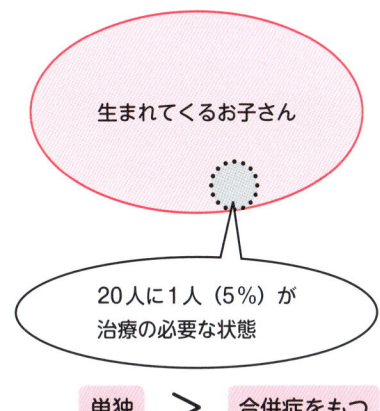

生まれてくるお子さん

20人に1人（5％）が治療の必要な状態

単独　＞　合併症をもつ

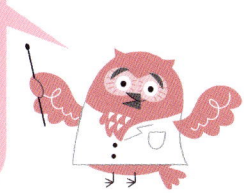

合併症がないかくわしく診察する意義は、お子さんの体質を知り、治療（外科手術を含む）を安全に行い、健康管理に生かすことにあります。

症候群・シークエンスって何？

体の複数の部位に、形の変化をもつお子さんがいらっしゃいます。その組み合わせによって、「もとになる体質は、○○**症候群**（あるいは△△**シークエンス**）の可能性があります」と担当の医師に説明されることがあります。レッテルを貼られたように感じる方もいらっしゃるかもしれません。しかし、「こういった症状にも注意したほうがよい」ということを教えてくれる手がかりと考えることもできます。

口唇裂・口蓋裂を症状の一つとしてもつ症候群は、300以上あります。原因のわかっているものもあれば、わかっていないものもあります。生まれてすぐには、判断しにくい体質もあります。

症候群の一つの症状

口唇裂・口蓋裂のみ

チューブを使っていると、口から飲めるようにならないの❓

筋肉の力が弱い・心臓や肺に負担がかかっているなどのさまざまな理由で、おっぱいやミルクを口から飲めないことがあります。「今お子さんにとって何が一番大切か」について、担当の医師や看護師とともに考えていきましょう。

▶ **ロビンシークエンス**

口唇裂はなく口蓋裂のみを合併している場合には、下あごが小さいことがあります。この体質を「ロビンシークエンス」と呼んでいます（ピエール・ロビン症候群と呼ばれる時もあります）。この体質では、呼吸が苦しく、ほ乳にも苦労することがあります。

「眠っているとすごく苦しそうに息をしているのに、診察室では（起きているせいか）それほど苦しそうではない」ということがしばしばあります。

大きないびきをかいている時や、呼吸が不規則で気になる時には録画をしましょう。暗くて呼吸の様子を見ることができなくても、音声である程度の判断ができます。診察の時に再生して、医師と状況の共有をしましょう。

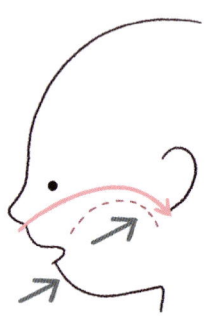

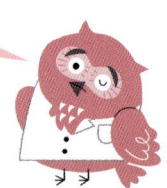

下あごが小さいと、口の中の空間が狭いため、舌がのどの奥に押されます。

▶ **胎児超音波検査**

技術の進歩により、おなかの赤ちゃんの様子がよくわかるようになりました。口唇裂をきっかけとして、心臓の形の変化を指摘されることもあります。心臓の状態によっては、生まれてすぐに治療を始める必要があります。この場合、心疾患の治療を得意とする病院で出産することを勧められるかもしれません。その病院に口唇裂・口蓋裂の手術を行う部門がなくても、問題はありません。心臓の状態が落ち着いたら、口唇裂・口蓋裂の治療を行う病院を受診しましょう。

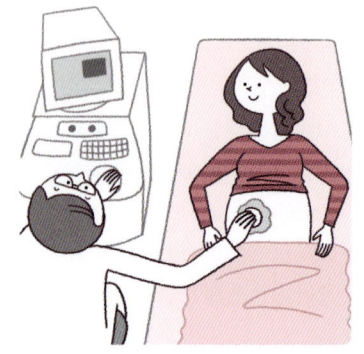

心臓の手術を勧められたけれど…❓

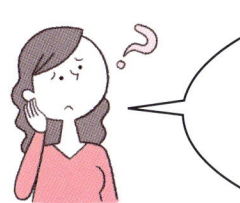

心臓の壁に穴があいているといわれました。ハアハア息をしていて、なかなか口から飲めません。心臓の手術を勧められましたが、その病院には口唇裂・口蓋裂の手術を行う部門がありません。どうしたらよいのでしょうか？

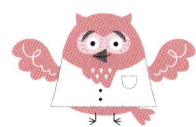

担当医や看護師とともに、問題点を整理しましょう。

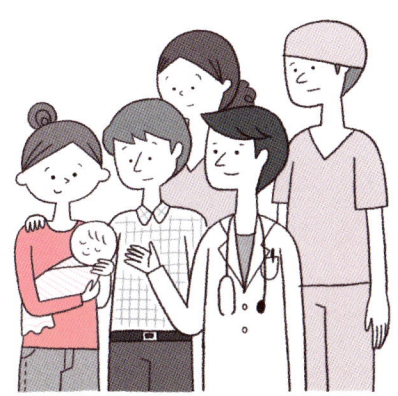

▶ 心臓は体中に血液を送っています。生命を維持するために欠かせない、最も大切な臓器の代表です。そのため、心臓の状態を安定させることが優先されます。

▶ 栄養をとることは、どのお子さんにとっても大切なことです。お子さんの心臓や呼吸の状態によっては、口から飲むことが適さない時もあります。一時的に管を使って母乳やミルクを腸に届けることもあります。

▶ 口唇裂・口蓋裂は手術によって治療する必要はあるものの、生命を脅かす疾患ではありません。手術を安全に行うためにも、心臓の状態が安定していることが求められます。標準的な口唇裂・口蓋裂の手術時期になっても、手術の予定がたてられない時もあります。

心臓の担当医や口唇裂・口蓋裂の手術担当医と話し合いながら、お子さんにとって最もよい計画をたてていきましょう。

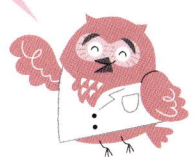

3章 口唇裂の手術

早く治したいという思いもあるかもしれません。
あせらず、どんな手術を受けるのかしっかり理解しましょう。
くちびるの手術について、説明します。

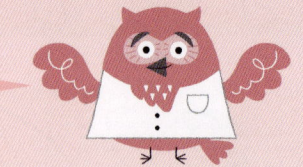

1 いつ手術をするの？

　かつては10の法則といって、生後10週以降、体重10ポンド以上、白血球10,000/立方ミリメートル以下になってからのほうが手術後の合併症が少ないことから、生後3カ月、体重6キログラムを超えた時点で手術するといわれていました。しかし、麻酔の技術が進んだ現在では、体重にはあまりこだわらなくても良いと思います。

　また、一時期は生後なるべく早期に手術をすると傷跡（瘢痕）が目立ちにくく、鼻の変形も直しやすいという理由で、超早期手術も行われていましたが、問題も多く、一般的にはなりませんでした。

　なるべく早く手術したいというのが家族の正直な気持ちかもしれませんが、首がすわる生後3カ月以降は、医療者が赤ちゃんをケアするうえでも安心ですし、手術部位もある程度大きくなっていたほうが正確な手術が可能となります。

　医学的には、いつ手術をしなければならないという時期はありません。

通常は、生後3〜5カ月に手術が行われています。

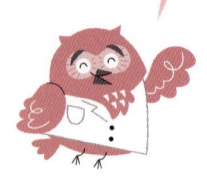
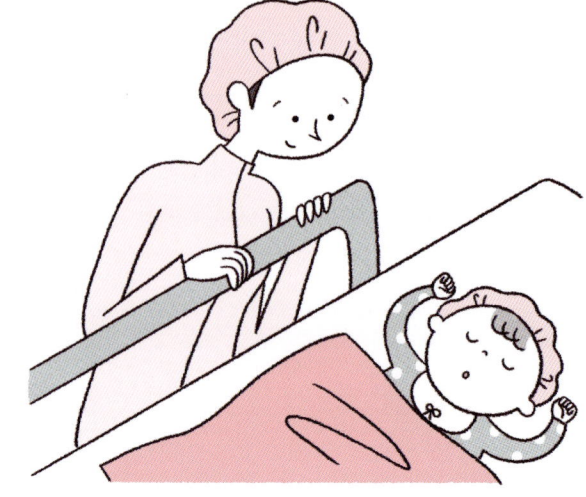

2　どんな検査が必要？

まず合併症がないかどうかを観察します。

手術は全身麻酔で行います。そのため、麻酔をかけても合併症を起こさないような身体の状態にあるかを検査します。通常は、胸部X線写真撮影、心電図、血液、尿などによる一般検査です。

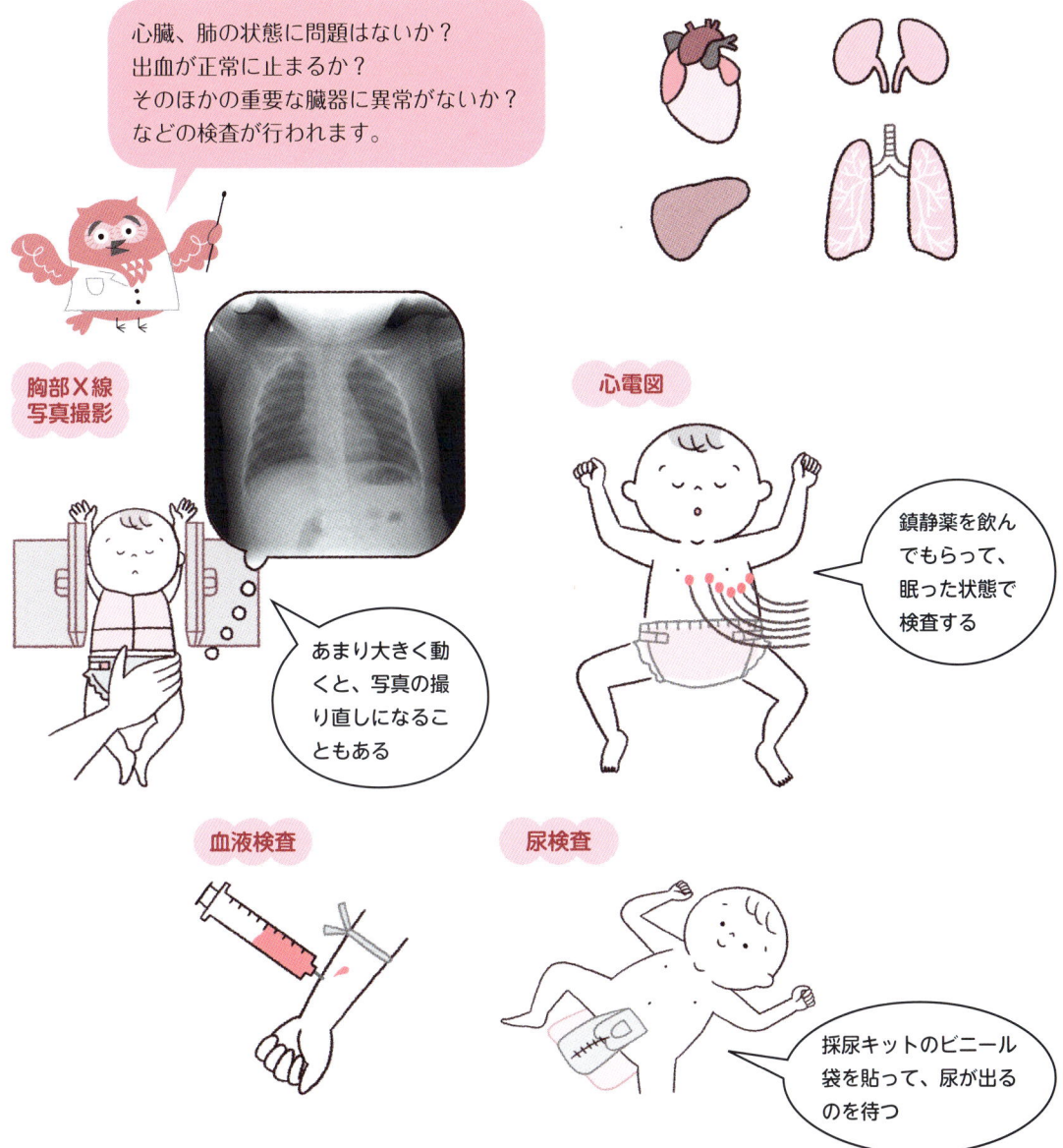

異常が認められた場合、治療が必要なのか、また本来の手術より先に行われるべきかどうかが、主治医、小児科医、麻酔科医などにより評価され、必要に応じてそれ以上の検査が行われる場合があります。

3 どんな手術をするの？

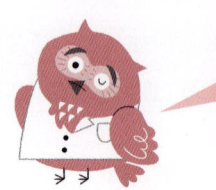

くちびるを正常な形にしつつ、きずあとが目立ちにくいように縫合します。さまざまな手術法がありますが、現在次のような手術が一般的に行われています。

❶回転伸展弁法（ミラード法）

裂のない側のくちびるを鼻柱の中央に向かって切離し、回転するようにくちびるを延長し、裂のある側のくちびるを寄せて形成する方法です。小鼻の基部が引き締まった形になりやすい方法ですが、ときに鼻孔が狭くなる恐れがあります。

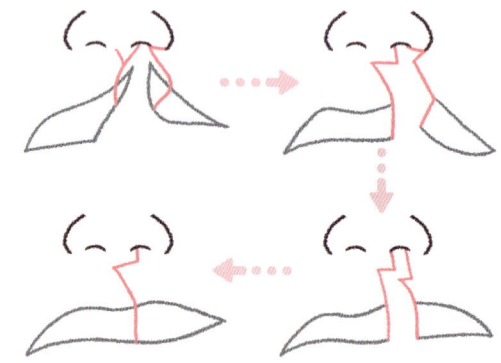

❷三角弁法（テニソン法）

裂のない側のくちびるは赤唇と白唇の間で切開を入れ、延長してできた三角形の部分に裂のある側から同じ形の三角を形成して延長する方法です。横から見た時のくちびるの反り返りを作成しやすい方法です。ときに、口唇が下がりすぎることがあります。

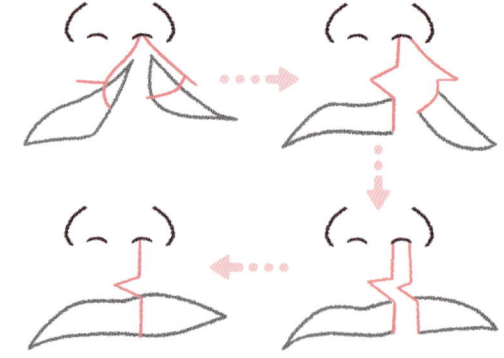

❸直線法

くちびるを直線でつなげる方法です。くちびるは十分に下げられないため、もともと対称にしやすく、きずあとが単純なほうが有利な両側裂で使われ、片側裂ではほとんど用いられません。

4　術後はどんな状態になるの？

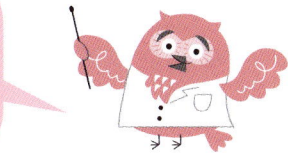

手術直後は若干変形が残った状態であることも少なくありません。
土台であるうわあごや歯ぐきの変形が、影響するためです。

数カ月はきずあとも目立ちますが、6カ月を過ぎたあたりから目立たなくなっていきます。厳密には1年以上かかって落ち着いていくことになります。また、変形していた土台もくちびるを連結することにより、正常な状態に近づいていきます。

きずあとは、はじめの3カ月ほどは赤く硬い状態で、目立ちます。6カ月を過ぎたあたりから、硬さが次第にとれ、目立ちにくくなっていきます。真にきれいになるためには1年以上の経過が必要です。

初回手術後の典型的な鼻の変形

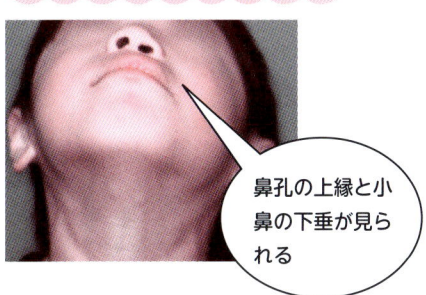

鼻孔の上縁と小鼻の下垂が見られる

術　前	術後3カ月	術後6カ月	術後1年
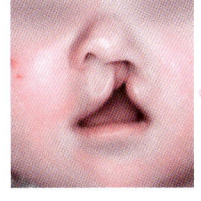	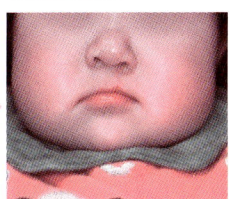	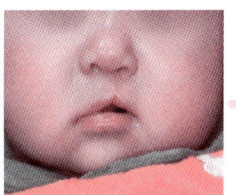	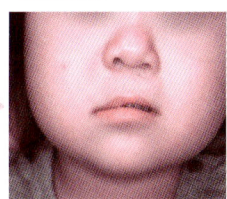

きずあとが目立ったままのことがあるの？

体質によっては、赤く硬いままの状態（肥厚性瘢痕（ひこうせいはんこん）やケロイドという）が続く場合があります。そういう時は、ステロイド剤の外用（軟膏やテープ）を使います。また、トラニラスト（リザベン®）の内服も効果があるといわれています。

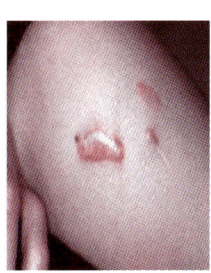

4章 口蓋裂の手術

口蓋は、ことばを話すため、食べ物を飲み込むために、とても大切な部位です。
口蓋裂の手術について、説明します。

1 いつ手術をするの？

1歳を過ぎると、赤ちゃんは次第にことばを発しようとします。口蓋を正常な状態にしないままでは、空気が鼻から漏れるため、口腔の圧力を上げて発する音（パ行、バ行など）が出せません（p.49）。なんとか音を出そうとして、本来使わない部分で音を出そうとします。**構音障害**（こうおんしょうがい）と呼ばれます。

そのため、そういう「くせ」の出ないうちに手術をしなくてはなりません。ただ、あまり早い手術はうわあごに**成長障害**を与える可能性があるので、一般的には**1歳から1歳半**で行うことが多いようです。

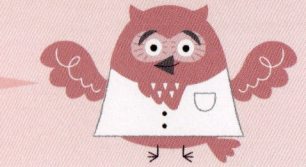
通常は、1歳から1歳半で手術が行われています。

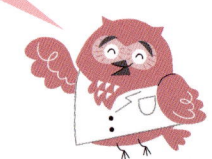

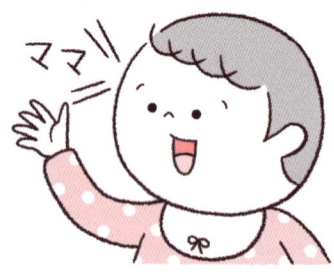
口唇形成術の時に軟口蓋のみを閉じ、後に硬口蓋を形成する方法もあります。

手術の時期はどうやって決めるの？

口唇裂のない患者さんは、成長をみながら決定します。軟口蓋裂の場合、硬口蓋に手をつけなくてよいファーロー法では10カ月くらいで手術をすることもあります。口唇形成術後の口蓋形成術や、**口蓋床**（こうがいしょう）をつけていて手術時期を待っている患者さんでは、裂の幅が徐々に狭まってきますので、手術を行いやすい時期まで待つこともあります。

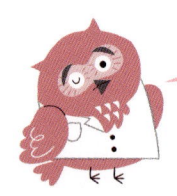

口蓋床

ほ乳床
硬口蓋の裂をカバーしてほ乳を助けるもの

ホッツ床
ほ乳と矯正の両方の目的で装着する

（瘻孔）閉鎖床
術後の瘻孔や2期手術で残っている隙間をカバーするもの

口蓋床は、口蓋に装着するこれらのプレート状の装置の総称です。

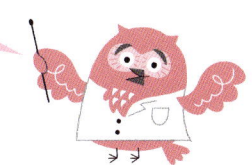

2 どんな検査が必要？

口唇形成術の時と同じように、全身麻酔をしても問題ないかどうかを調べます。一般的には、胸部X線写真撮影、心電図、血液、尿などによる一般検査を行います（p.27）。

口蓋裂児は**中耳炎**になりやすく、繰り返す傾向があります。そのような場合、口蓋形成術時に鼓膜に穴を開け特殊な細いチューブを留置することがあります（p.64）。入院回数を減らすためにも、必要なら同時に行われるべきです。

鼓膜換気チューブ留置手術

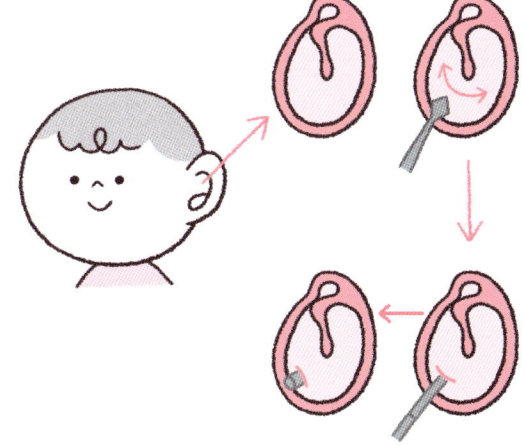

注意 ⚠

口蓋は咽頭に近く、炎症がある時に手術をすると、咽頭炎や気管支炎などの**呼吸器合併症**を起こしやすいです。風邪気味の時などは行うべきではありません。

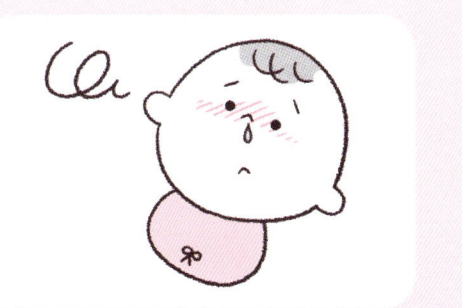

3 どんな手術をするの？

口蓋裂の種類

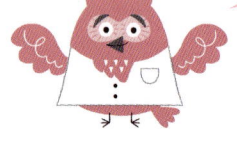

軟口蓋裂　　硬軟口蓋裂　　片側口唇口蓋裂　　両側口唇口蓋裂　　粘膜下口蓋裂

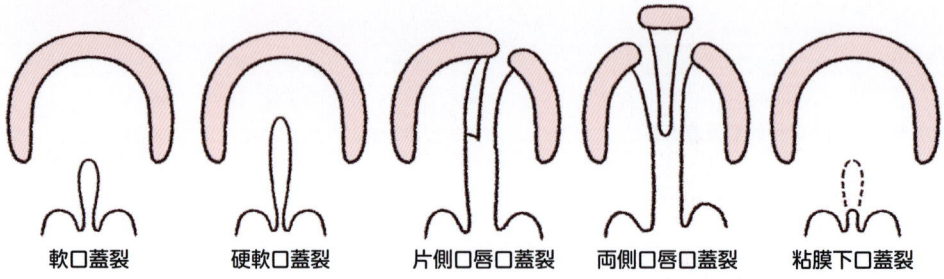

ただ裂を閉鎖するだけではなく、筋肉の方向を直し、同時に軟口蓋を延長します。

裂を閉じるだけではだめなの❓

口蓋裂でも筋肉のひきつれは存在し、正常な方向ではなく、軟口蓋も短縮しています。そのため、筋肉の方向を直し、同時に軟口蓋を延長することが必要です。

口蓋形成術

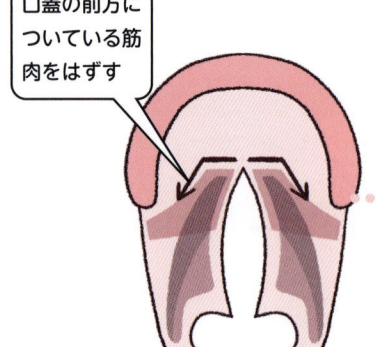

口蓋の前方についている筋肉をはずす

軟口蓋の後方で筋肉を正しい方向に合わせる

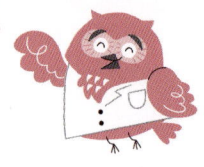

裂を閉じ、軟口蓋にある筋肉を正常な形に縫合します。

❶粘膜骨膜弁法によるプッシュバック

現在最も多く行われている方法で、硬口蓋と軟口蓋の組織を上顎骨と骨膜の間ではがし、中央に寄せつつ口蓋全体を後方に伸ばす手術です。

上顎骨が歯列の内側で露出し、後の顎発育に与える影響が大きく、歯の並びが狭くなったり（**歯列の狭窄**）、いわゆる受け口（**交叉咬合**）になりやすいのが欠点です。

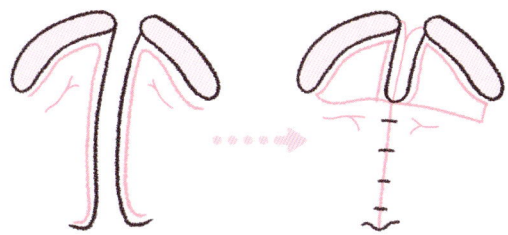

粘膜骨膜弁法によるプッシュバック

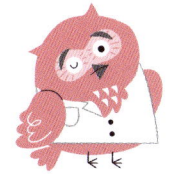

飛行機がタラップから離れる時に、車で後ろ向きに押しますね。それと同じように術者が口蓋組織を後方に押して口蓋を形成します。

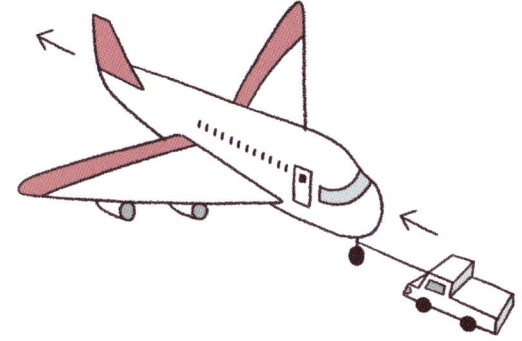

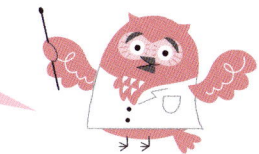

手術手技は比較的容易で、鼻咽腔閉鎖機能も良好に獲得されます。

❷粘膜弁法によるプッシュバック

粘膜骨膜弁法と違い、骨膜を上顎骨からはがさず、粘膜のみをはがして①と同様の手術をするものです。手術手技はやや難しく、複雑ですが、上顎骨に与える影響は少なくてすみます。

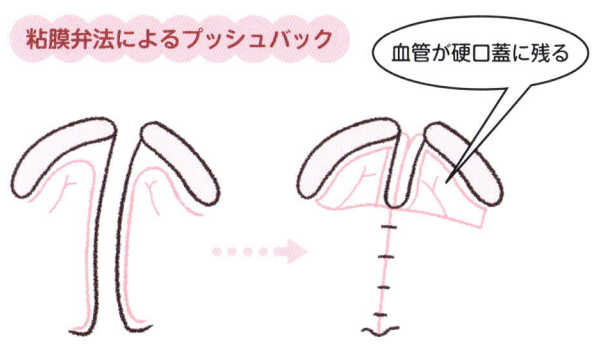

粘膜弁法によるプッシュバック

血管が硬口蓋に残る

❸2弁法

①と同じように切開し、軟口蓋の筋肉を形成した後は、硬口蓋粘膜骨膜弁を後方に移動せず、骨が露出しないように縫合するというものです。

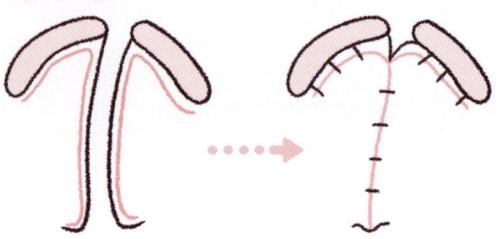

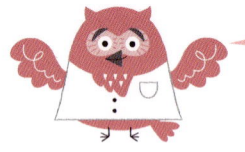
顎発育への影響は少なくなりますが、軟口蓋の後方移動が不十分のため、言語成績は少し劣ります。

❹ファーロー法

軟口蓋を三角形に切開し、Z字型に縫合することで、筋肉の形成と口蓋の延長を同時に行う術式です。Double opposing Z-plastyと言われる方法ですが、初めて発表したファーロー（アメリカの形成外科医）の名前で呼ばれます。

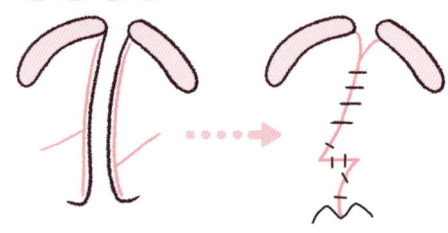

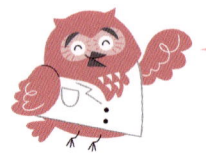
言語成績、顎発育ともに良好ですが、幅の広い口蓋裂や唇裂を合併した口蓋裂に用いる場合は、高度な技術が必要とされます。

❺2期法（チューリッヒ法）

硬口蓋に手を加える時期を、できる限り遅くしようとする方法です。はじめは軟口蓋だけを閉鎖し、閉鎖床を作ってしばらく管理し、数年ののち硬口蓋を閉鎖します。

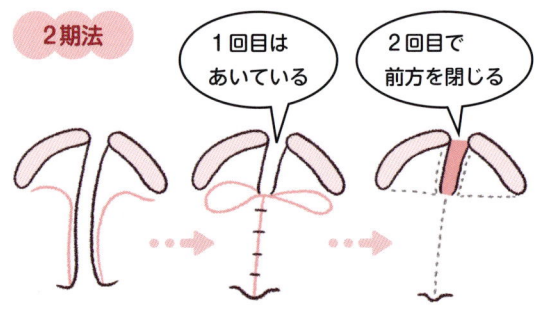

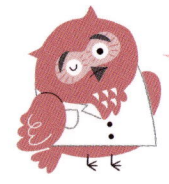
顎発育は良好ですが、言語成績は若干劣り、閉鎖床の管理に負担が生じます。

4　術後はどんな状態になるの？

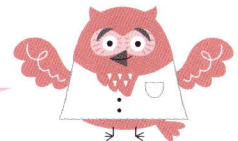
術後は裂が閉鎖し、軟口蓋の筋肉が正常な方向に縫合されます。

❶口蓋裂単独の場合

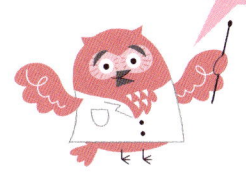
術直後から鼻から水分が漏れなくなります。

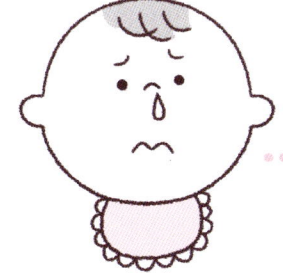
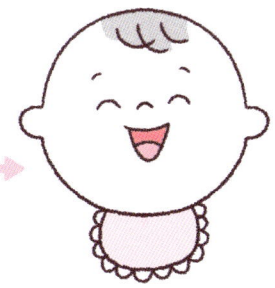

❷口唇裂を合併した口蓋裂

歯ぐきのところを閉鎖するかどうかで事情が変わります。歯ぐきの部分は、一般的に乳歯から永久歯に生えかわる時に形成されることが多く、その部分への二重の手術を避けるため、あえて隙間を残すことがあります。そのような場合は、若干の鼻漏れが残りますが、1〜2年で漏れはほぼなくなります。言語への影響は少ないようです。

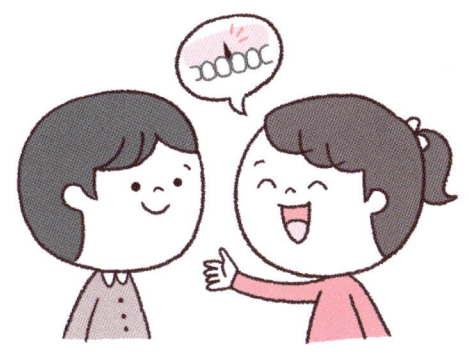

注意

手術が問題なく行われたとしても数％で鼻咽腔閉鎖機能（びいんくうへいさきのう）が若干不良になることがあり、ときに**再手術**が必要になります。組織の欠損が大きい場合に起こりやすくなります。再手術は言語の評価が正確にできるまで待つ必要があるため、通常は**4歳以降**に行うことになります。

5章 入院から退院までの流れ

口唇裂・口蓋裂の手術を受けるために入院する時の流れについて、説明します。

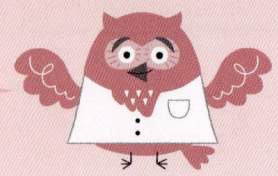

1　入院前に家庭で気をつけること、準備すること

口唇裂・口蓋裂があるからといって、特別な配慮は必要ありませんが、赤ちゃんは呼吸器の感染症にかかりやすく、くちびるや口蓋は呼吸器の入り口で、全身麻酔による治療は悪化にもつながるため、風邪などの流行の季節にはとくに気をつけましょう。

術前に矯正治療をしている場合には、テープかぶれが創の治りに悪影響を与えることもありますので、可能なら少し中断することも必要です。

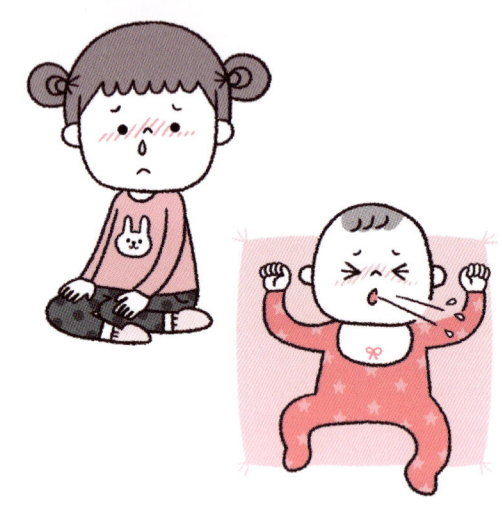

注意 ⚠

初回手術では、乳児医療が使えることがほとんどです。また、口唇裂・口蓋裂では健康保険治療が使えますが、自費負担分に対しては自立支援法で援助してもらえます。主治医、ソーシャルワーカーなどに相談し、あらかじめ必要書類を提出し、記載してもらいます。書類提出から決済までは時間がかかりますが、たとえ間に合わなくても、入院の会計を済ませた後からでも援助を受けることが可能です。

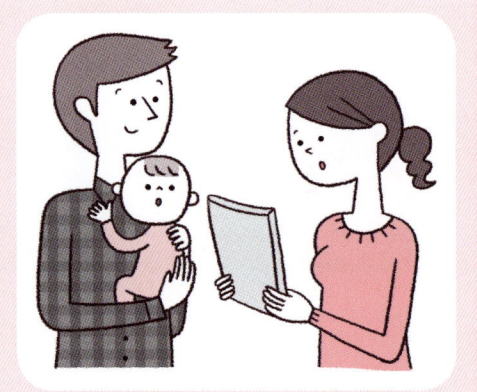

2 入院後術前

一般診察

全身麻酔のための一般診察をします。

とくに呼吸器の異常は、術後の合併症につながります。咳、痰、発熱などがある場合は、手術を延期することがあります。

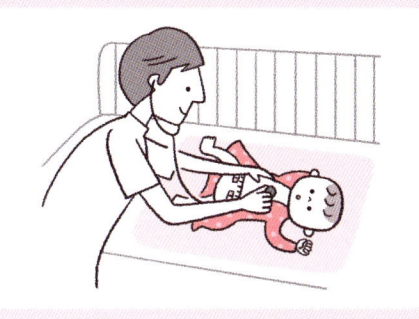

耳鼻科診察

耳鼻科の診察を行い、同時に鼓膜に対する手術が必要かどうかを判断します。

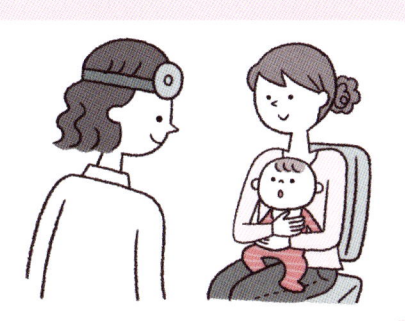

看護師による説明

看護師が病棟の利用の仕方、退院までのおおよその予定を説明します。入院に必要な期間は10日から2週間くらいです。

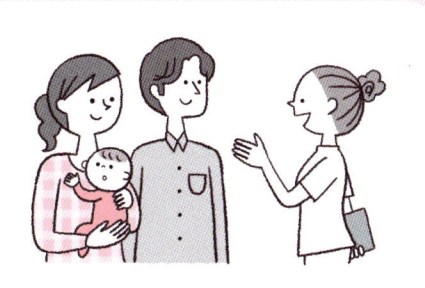

麻酔科診察

麻酔科の診察で、全身麻酔に問題がないかを判定します。発熱がある場合は、当日の朝まで手術の可否を保留することもあります。生活環境の違いで、問題がなくても発熱することがあるためです。

通常は前日の0時以降は絶飲絶食になります。

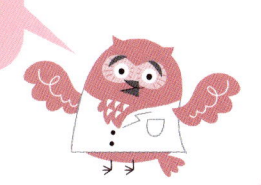

3 手術当日

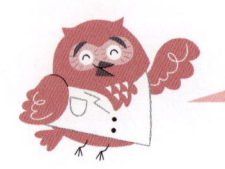

口唇裂・口蓋裂の手術は、1〜2時間くらいかかります。病棟を出てから帰るまでなら2〜3時間かかります。
乳幼児はすべて全身麻酔で行います。

病棟

手術の順番を待ちます。

授乳は手術の前日の午前0時（あるいは6時間前）までです。水分だけなら3〜4時間前まで許可されることもあります。絶飲絶食のため、赤ちゃんはおなかがすいて不機嫌になりますが、麻酔科医の指示をしっかり守ってください。

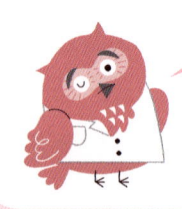

食べ物や飲み物を与えると、麻酔の際に嘔吐し、大変危険です。

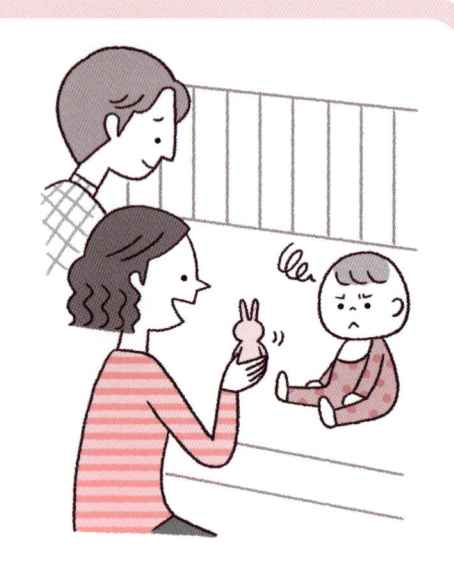

モニター装着

麻酔中は心拍数、心電図、呼吸状態、動脈中の酸素濃度、呼気中の二酸化炭素濃度、などがモニターされます。赤ちゃんは血圧が安定しているので、通常血圧計はつけられませんが、年長児では血圧計もモニターされることがあります。

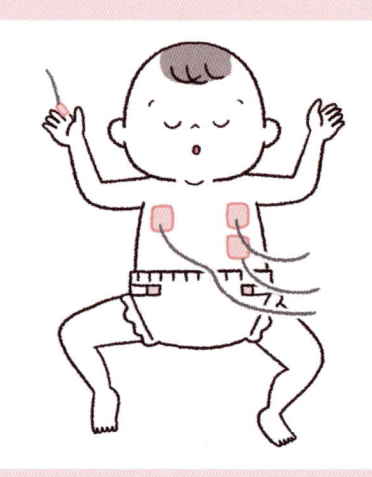

麻酔開始

　口唇裂・口蓋裂の手術では口の中に出血するので、局所麻酔や静脈麻酔ではなく、気管挿管（気管までチューブを入れる麻酔）によるガス麻酔が行われます。麻酔状態の深さ（麻酔深度）が安定し、出血しても誤嚥することがないので、大変安全な麻酔方法です。まずはじめに、マスクにより眠ってもらいます。

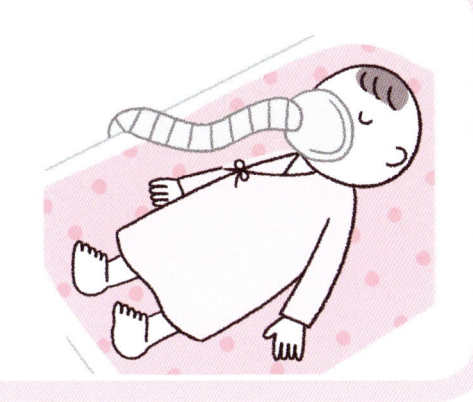

点滴などの準備

　マスクによる麻酔で痛みを感じなくなってから、点滴を入れます。点滴の管から必要に応じて、麻酔薬などの薬剤を投与します。術後はしばらく口から水分摂取ができなくなるため、点滴から水分を補って脱水になるのを防ぎます。

　乳幼児の場合は麻酔がかかってから点滴を行いますが、手術が午後になる場合は、あらかじめ行う場合もあります。

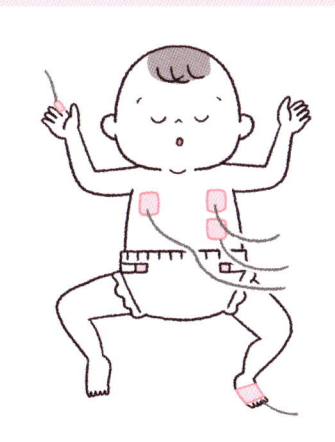

気管挿管

　点滴での麻酔薬の投与により十分麻酔が深くなってから、気管にチューブを入れます。チューブが気管まで入れられると、下口唇に接着テープで肯定されます。そこから麻酔ガスと酸素が送られて安定した麻酔が維持されます。また、この状態では手術中に口唇や口蓋から出血しても気管や肺に入ったりすることはなく、術後にトラブルを起こすこともありません。

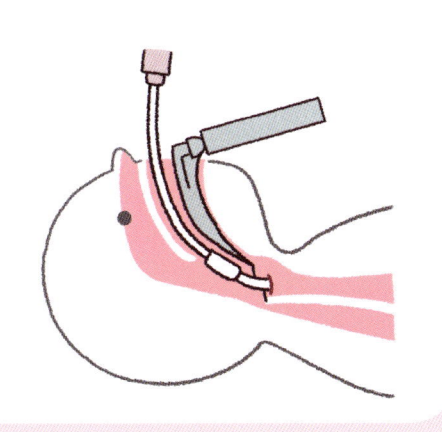

手術

　手術用のインクで、どのように切開するかを丁寧に作図します。その後、なるべく出血しないように止血剤を注射した後、メスが入り、手術が始まります。適切な手術操作を行い、きずあとが目立たないように縫合して終了です。

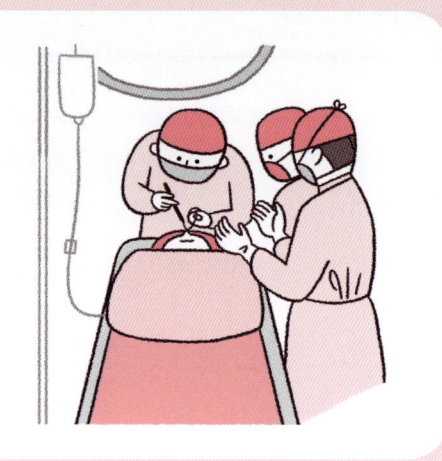

リカバリールーム

　麻酔が十分覚めた後、チューブが抜管され手術室を出ますが、帰室の前に呼吸状態、創の状態、十分覚醒しているかを確認するため、リカバリールームに移され、観察されます。最終的な安全が確かめられると、病棟に帰室可能の連絡が行われます。

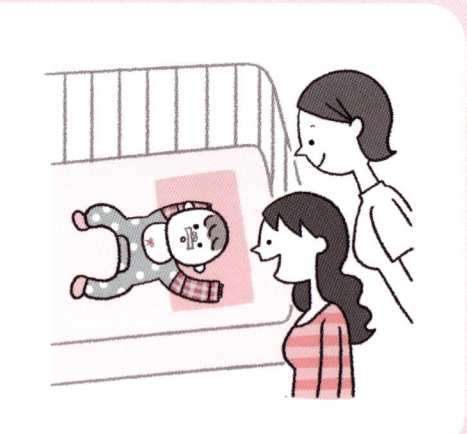

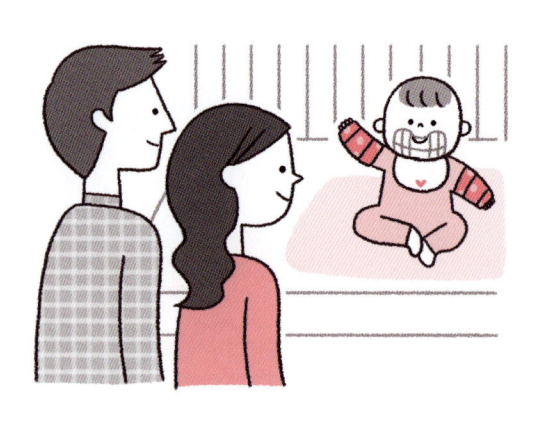

> 病棟に帰ってからは、苦しそうでないか、出血していないかを確認してください。
> 大声で泣くと、術後に止まっていた出血が再開することがまれにあります。

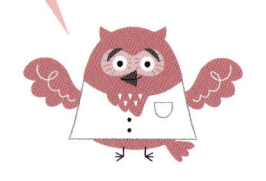

4 術後

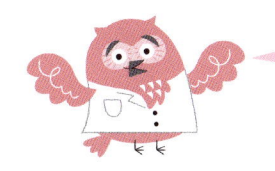

> くちびるや口蓋は体の他の部分と違い、常に動いています。呼吸、摂食は手術直後でも止めるわけにはいきません。なかなか安静にできない部位ですね。

❶術後の飲食

通常、手術後3〜4時間で水分の摂取が許可されます。しかし、手術創の痛みや麻酔の影響で水分摂取がうまくできないことがあります。一般的には、手術中に行った点滴で水分補充が行われますので、脱水になる心配はありません。

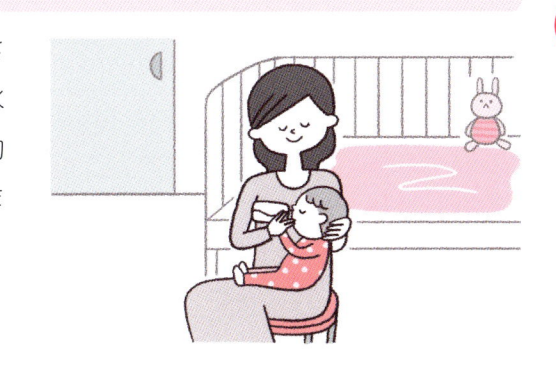

麻酔は術後の身体にどんな影響があるの❓

麻酔中は痛みも感じず、まったく動くこともありませんが、十分に覚めた後はほとんど影響はありません。かつての麻酔薬には繰り返すことで、肝臓に負担を与えるものもありましたが、現在はなくなっています。

当日の午後あるいは翌日から経口摂取が許可されます。慎重な外科医はチューブを鼻から入れて、絶飲を継続することもありますが、口は物を飲み込むことで清潔が保たれるため、早期に水分を摂取したほうが良いと考えられます。また、チューブを入れたとしても、嚥下運動は行われるので、安静が保たれるわけではありません。徐々に形のある物を摂取することで問題はないようです。3〜7日かけて、普段食べている物の硬さにしていきます。幼児以上では、おかゆまでにして様子を見ます。

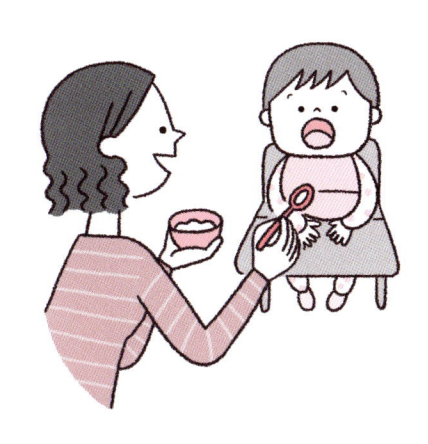

❷術後の創

　創の様子を毎日観察しますが、いわゆる消毒は必要ありません。5～7日で抜糸を行います。場合によっては、麻酔をかけて行うこともあります。口蓋裂の手術では通常吸収性縫合糸（溶ける糸）を使いますので、抜糸は行われません。2～10週ほどで脱落します。

　手術創は1～2週で癒合しますが、大きな力を加えると離開してしまいます。3～4週経過すると、通常の刺激では開くことはなくなります。

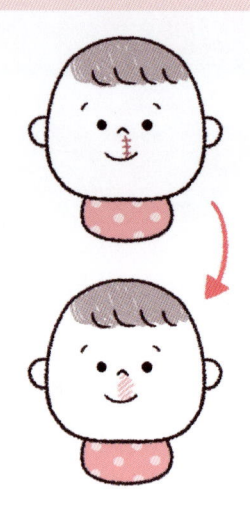

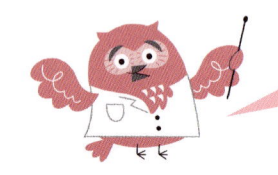

> 赤ちゃんの場合は、手で創を触らないように、厚紙の筒（抑制筒）を腕にはめると安心です。

抑制筒ってどんなもの❓
（よくせいとう）

　自分の状況が理解できない赤ちゃんは、創を覆っているガーゼや、創そのものを手でいたずらしてしまうことがあります。それを防ぐのが抑制筒です。

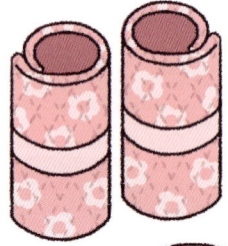

- 布やネットで手作りもできる
- 病院やインターネット上で販売されているものもある

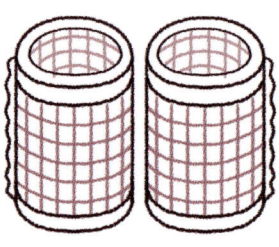

> 創が良好に経過し、経口摂取がうまくできるようになれば、退院となります。

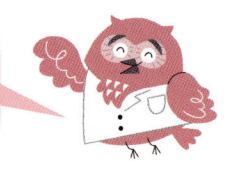

5　退院後

❶きずあと

　口唇裂では、術後3カ月くらいは創が硬くピンク色で目立ちます。この間はテープをつけたり、鼻孔にレティナという形を崩れにくくするシリコン製の副木を充てることがあります。きずあとが硬く盛り上がった状態（肥厚性瘢痕）になる傾向があれば、ステロイドを含有したテープを貼ることもあります。

　6カ月を過ぎた頃から創は落ち着きはじめ、目立たなくなっていきます。また、一時的にひきつれていても次第に軽快していきます。

鼻孔レティナ

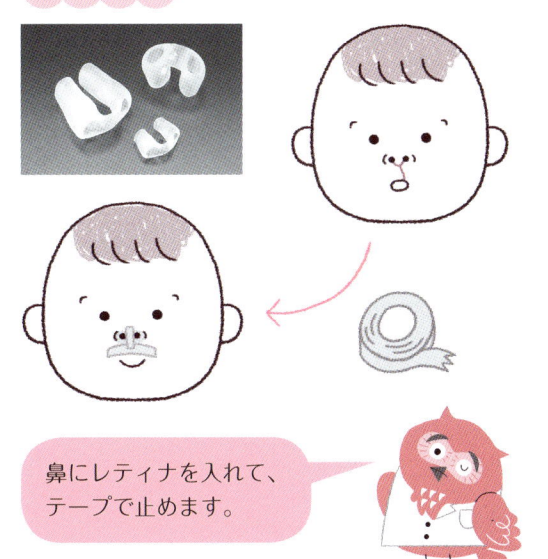

鼻にレティナを入れて、テープで止めます。

❷鼻への漏れ

　口蓋裂では、術直後から飲水しても鼻から漏れなくなりますが、歯ぐきの部分を意図的に閉鎖しなかったり、瘻孔が生じてしまったりすると、漏れは続きます。通常は1年くらいするとほとんど漏れなくなりますので、大きな瘻孔ができてしまった時以外は心配する必要はないでしょう。

大きな瘻孔（ろうこう）ができたらどうしたらいいの❓

　大きな瘻孔が生じて、言語成績や食物摂取に影響があると判断された場合、一次的に閉鎖床（樹脂製の薄いプレート）を用いて、手術時期を待ちます。

　くちびるあるいは鼻の状態が良好でない場合は修正手術を行いますが、できれば就学直前まで待ったほうが良いと思われます。

　言語獲得が良好でない場合は、言語訓練あるいは再手術が検討されます。

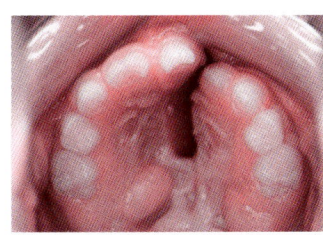

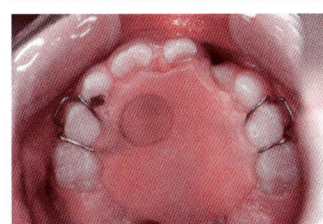

6章 ことばの治療

> 口唇裂・口蓋裂の手術後、幼児期になってもなかなかことばがはっきりしないことがあります。そのような時は、適切な治療や発音の練習をすることで、発音を改善していくことができます。

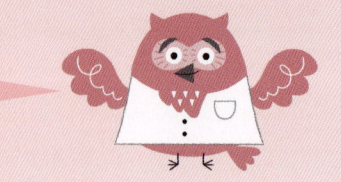

1 どうしてことばをうまく話せないの？

　口蓋裂があっても、乳幼児期に手術をして、適切な言語環境を整えながら経過をみていくことで、特別な発音の練習をせずにことばが上手になることが多いです。

　口蓋裂の手術を適切な時期に行ったにもかかわらず、幼児期以降もことばの不明瞭さが残る場合は、**鼻咽腔閉鎖機能不全**や**発音の誤りの固定化**（**構音障害**）の可能性があります。

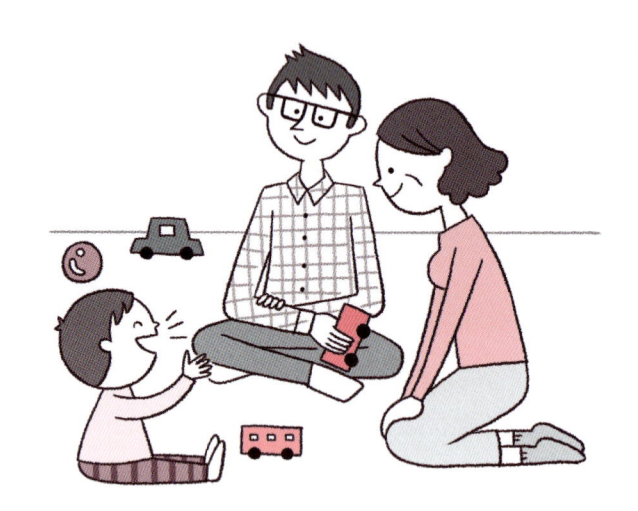

❶鼻咽腔閉鎖機能ってどんな働き？

　安静時、口の中の天井から奥の部分（**軟口蓋**）は弛緩し、下がった状態です。私たちが話をしたり、食物を飲み込む（嚥下）時、吹く動作をする時などは、軟口蓋が上がってのどの後ろの壁（**咽頭後壁**）に接し、息（呼気）や飲食物が鼻から漏れないようにする機能が働きます。これを**鼻咽腔閉鎖機能**といいます。

　口蓋裂があっても1歳代で手術を行うと、良好な鼻咽腔閉鎖機能を獲得できる割合は80％以上の治療機関が多いです。

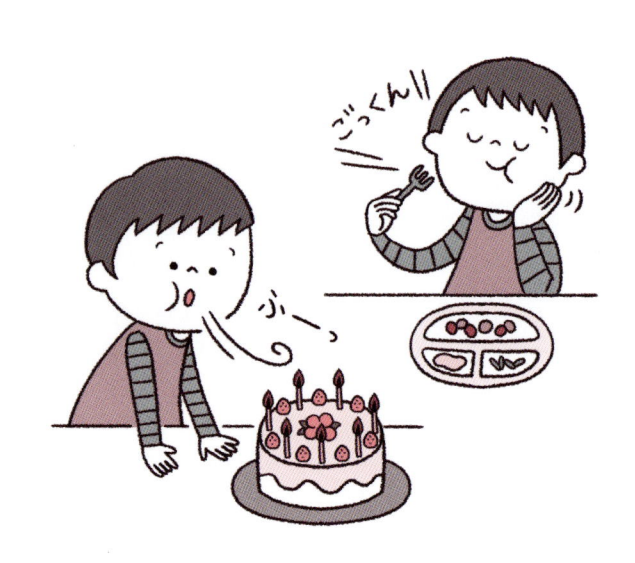

良好な鼻咽腔閉鎖機能

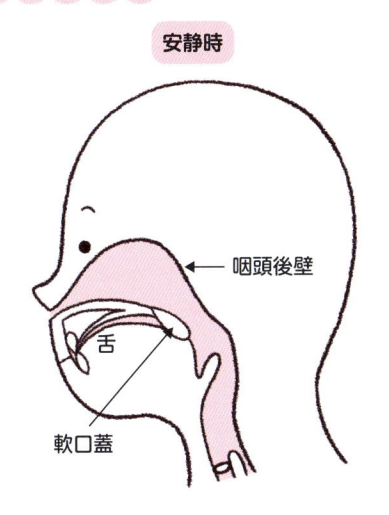

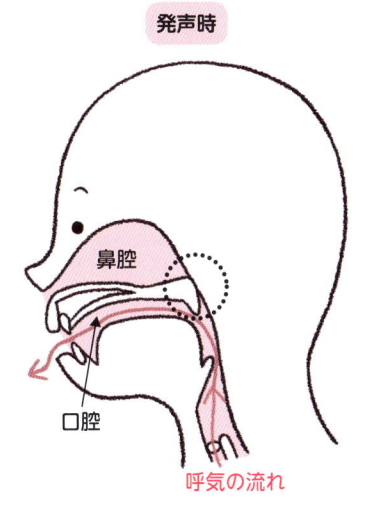

安静時　　　　　　　発声時

咽頭後壁
鼻腔
舌
軟口蓋
口腔
呼気の流れ

安静時には、口を閉じて鼻呼吸します。

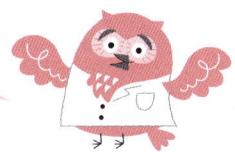

発声時には、軟口蓋が咽頭後壁に接触することで鼻腔と口腔を分け、呼気が鼻に漏れないようにします。

❷鼻咽腔閉鎖機能不全ってどういうこと？

鼻咽腔閉鎖機能が良好でない状態を、**鼻咽腔閉鎖機能不全**といい、**声が鼻に抜けたり**（**開鼻声**_{かいびせい}）、口から吹く力が弱くなったりします。

鼻咽腔閉鎖機能不全

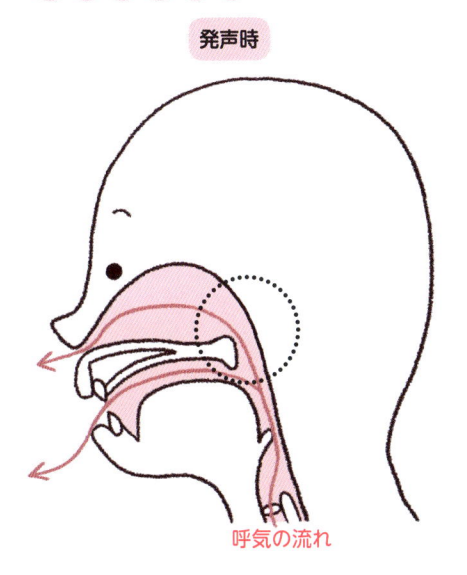

発声時

発声時、軟口蓋が咽頭後壁に接触せず、鼻腔と口腔を分けることができないため、呼気が鼻に漏れる状態です。

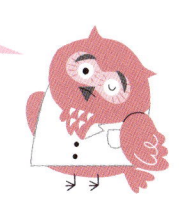

呼気の流れ

原因
- 軟口蓋が短い
- 軟口蓋の動きが不良
- のど（咽頭腔）の奥行きが深い

　　　　　　　　　　　など

6章　ことばの治療

45

❸ 鼻咽腔閉鎖機能の検査方法は？

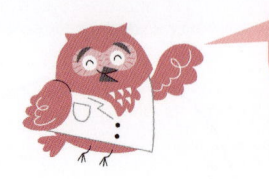

いくつかの検査を組み合わせて、総合的に評価します。

定期的に行う言語聴覚士による検査

音声言語の聴覚的判定
声を聴いて開鼻声などを判定する。
開鼻声とは、声を出す時に息が鼻に漏れるため、声が鼻にかかる状態のこと。

ブローイング検査
ラッパを吹いたり、ストローで水をブクブク泡立てる動作をした時に、鼻漏れがあるかを確認する。

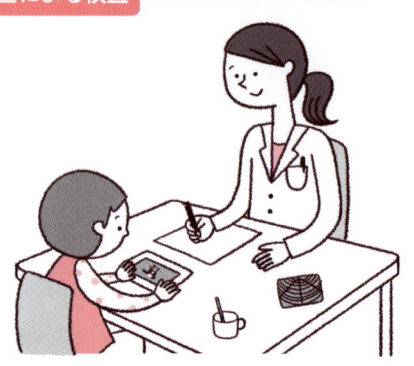

必要に応じて行う機器を用いた検査の例

頭部X線規格写真（セファログラム）

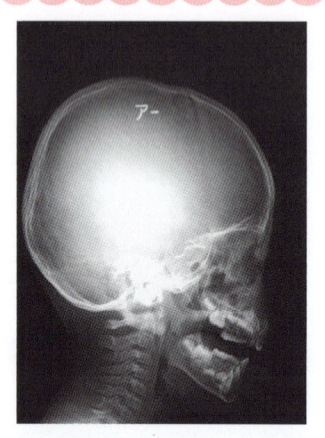

一定の規格のもとに撮影された頭部のX線写真で、軟口蓋の長さや動き、のど（咽頭腔）の奥行きの深さを確認する。

内視鏡検査（鼻咽腔ファイバー検査）

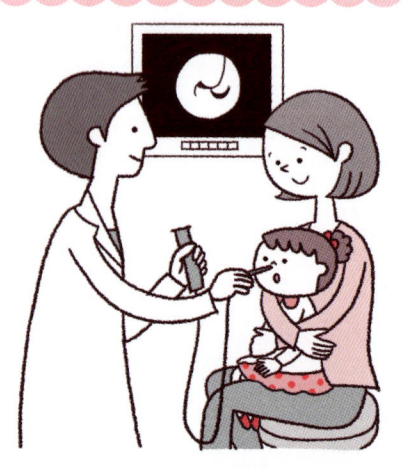

細いチューブの先端に小さなレンズがついたカメラを鼻に入れて、声を出した時ののどの様子（鼻咽腔閉鎖の状態）を確認する。

❹鼻咽腔閉鎖機能不全に対する治療が必要な場合はどうするの？

治療方法は、大きく分けて三つあります。
治療方法の選択や治療のタイミングは、不全の程度や各治療機関の方針によって異なります。
担当の医師や言語聴覚士と相談して、決定していきましょう。

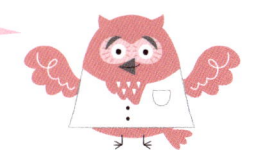

▶外科的治療

口蓋の再手術（口蓋の再後退術、咽頭弁形成など）を行います（p.82）。

▶保存的治療

必要に応じて、**補綴的発音補助装置**（軟口蓋挙上装置、バルブ型スピーチエイドなど）を、歯科矯正が始まるまで使用します。

補綴的発音補助装置って何❓

補綴的発音補助装置とは、鼻漏れを改善させるための特殊な装置で、おもに歯科で作成します。

軟口蓋挙上装置（PLP）

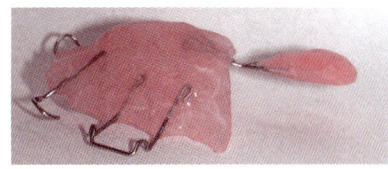

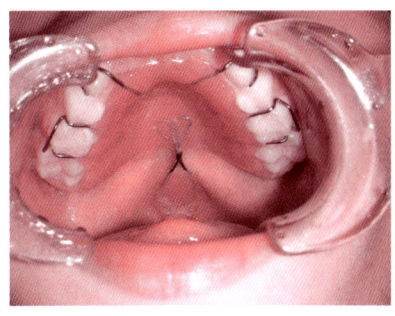

PLP

（画像提供：昭和大学歯科病院口腔リハビリテーション科）

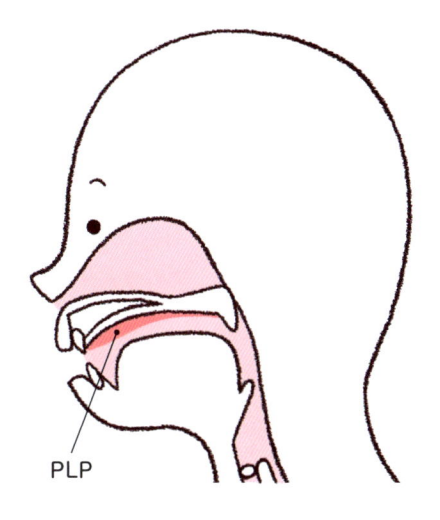

▶言語治療

不全の程度が「ごく軽度」から「軽度」の場合や、音の種類によって開鼻声や鼻漏れの程度に差がある場合などに行います。

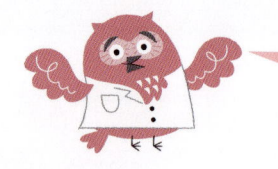

❺発声と発音（構音）の発達

発声と発音は、生まれてから小学校入学の頃までに次第に発達していきます。

発声と発音の発達

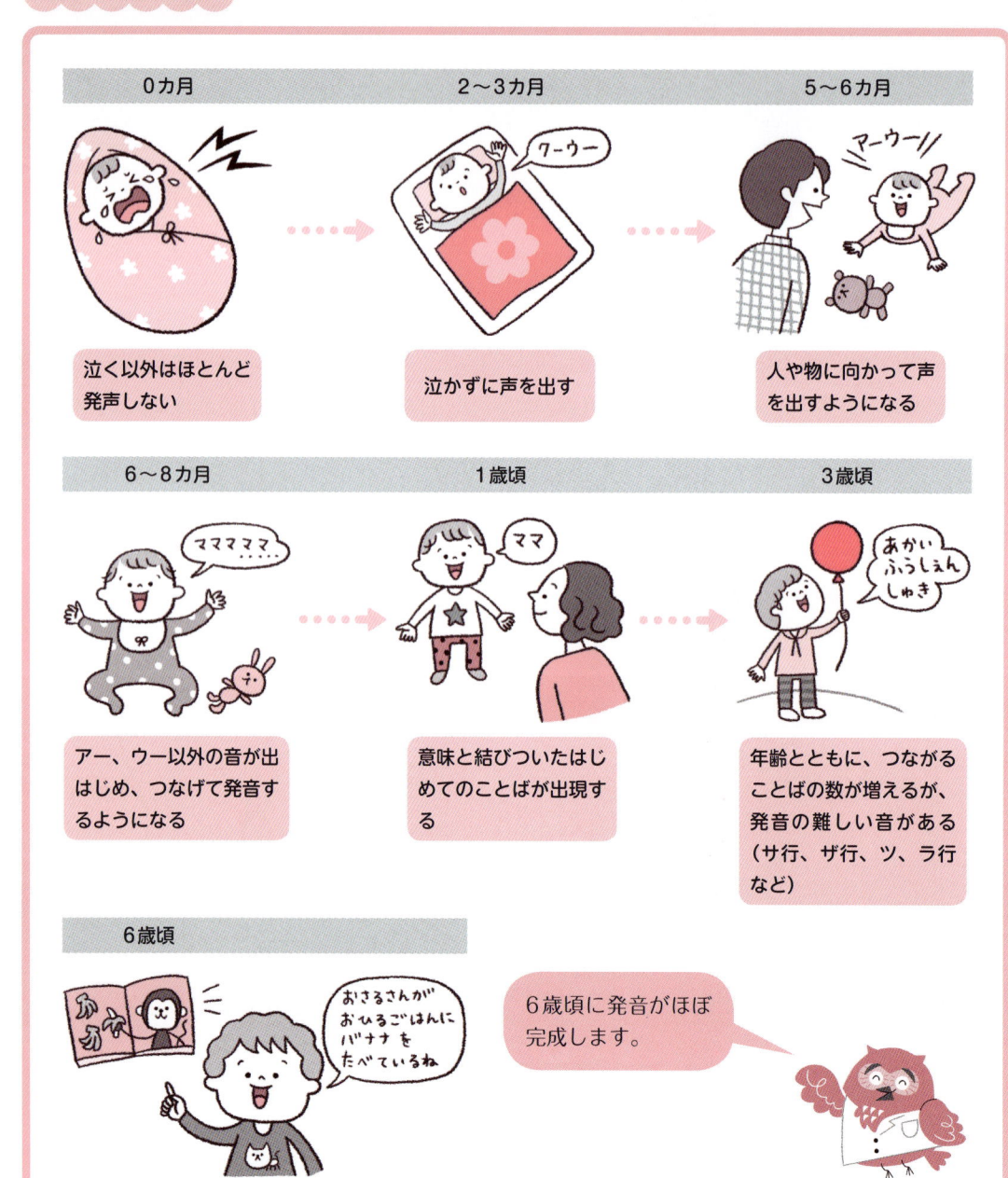

0カ月
泣く以外はほとんど発声しない

2〜3カ月
クーウー
泣かずに声を出す

5〜6カ月
マーウー
人や物に向かって声を出すようになる

6〜8カ月
ママママ
アー、ウー以外の音が出はじめ、つなげて発音するようになる

1歳頃
ママ
意味と結びついたはじめてのことばが出現する

3歳頃
あかいふうしぇんしゅき
年齢とともに、つながることばの数が増えるが、発音の難しい音がある（サ行、ザ行、ツ、ラ行など）

6歳頃
おさるさんがおひるごはんにバナナをたべているね

6歳頃に発音がほぼ完成します。

❻口蓋裂に関連する発音の誤りは？

口蓋裂がある場合、手術前は発音できる音の種類が限られることが多いです。

手術後は音の種類が増えていきますが、一部の音で発音の誤りの固定化（**構音障害**）が生じることがあります。多くの治療機関で、口蓋裂の手術後に発音の誤りがあったお子さんは、全体の30～40％であったとの報告＊があります。

発音の誤りが固定化した場合も、適切な時期に訓練を受けたり、必要に応じて医学的治療を追加することで改善し、明瞭に話ができるようになっていきます。

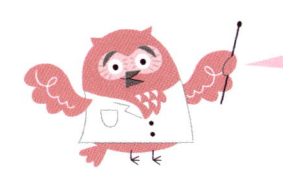

> 口蓋裂に関連する発音の誤りは、鼻咽腔閉鎖機能との関連性によって、大きく二つに分けられます。
> それぞれ代表的な誤り方のタイプをいくつか紹介します。

▶ **鼻咽腔閉鎖機能が良好でないと出現する発音の誤りの例**

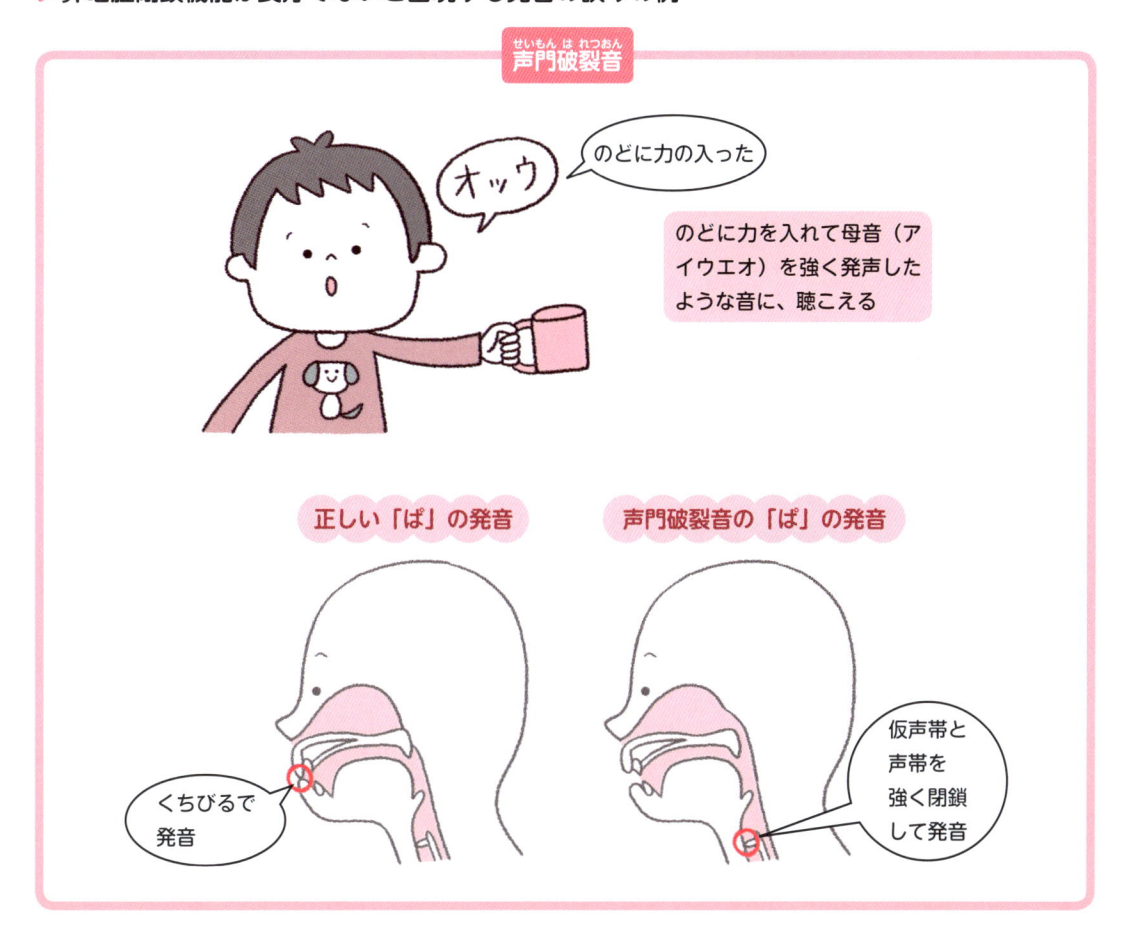

声門破裂音（せいもんはれつおん）

オッウ

のどに力の入った

のどに力を入れて母音（アイウエオ）を強く発声したような音に、聴こえる

正しい「ぱ」の発音 — くちびるで発音

声門破裂音の「ぱ」の発音 — 仮声帯と声帯を強く閉鎖して発音

＊加藤正子. "第5章 口蓋裂言語と治療". 口蓋裂の言語臨床. 第3版. 岡崎恵子ほか編. 東京, 医学書院, 2011, 77.

呼気鼻漏出による子音のひずみ

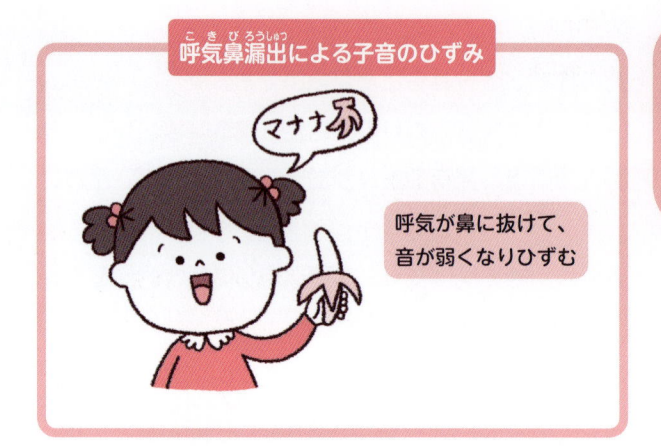

「マナナ⊗」

呼気が鼻に抜けて、音が弱くなりひずむ

> 声門破裂音や呼気鼻漏出による子音のひずみがみられる場合は、訓練だけでなく、鼻咽腔閉鎖機能に関する詳しい検査や治療（p.46〜47）が必要な場合があります。

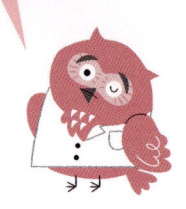

▶鼻咽腔閉鎖機能が良好でも出現することがある発音の誤りの例

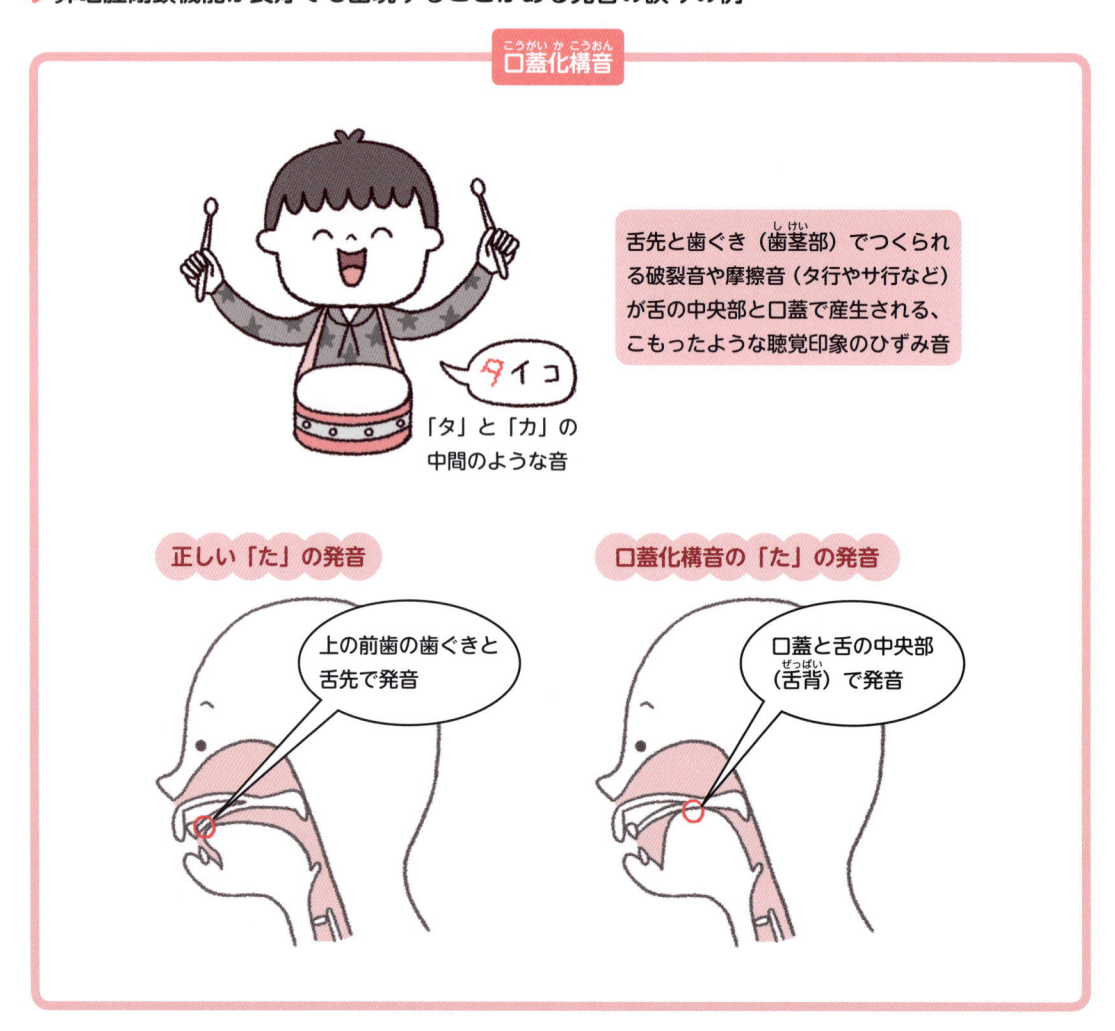

口蓋化構音

「タイコ」

「タ」と「カ」の中間のような音

舌先と歯ぐき（歯茎部）でつくられる破裂音や摩擦音（タ行やサ行など）が舌の中央部と口蓋で産生される、こもったような聴覚印象のひずみ音

正しい「た」の発音
上の前歯の歯ぐきと舌先で発音

口蓋化構音の「た」の発音
口蓋と舌の中央部（舌背）で発音

側音化構音

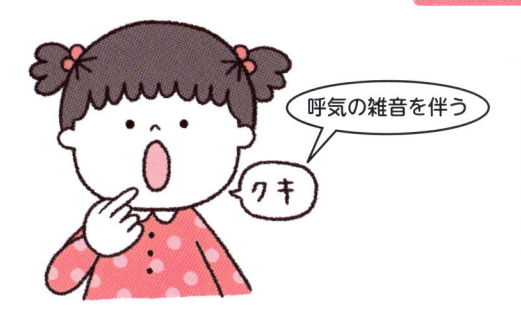

（クキ）呼気の雑音を伴う

- 舌と口蓋が完全に接触して、舌側と奥歯（臼歯）の辺りで音をつくる
- 呼気は、ほおの内側を通ってくちびるの端から出る
- イ段音やその拗音（小さいヤユヨのつく音）によくみられるひずみ音

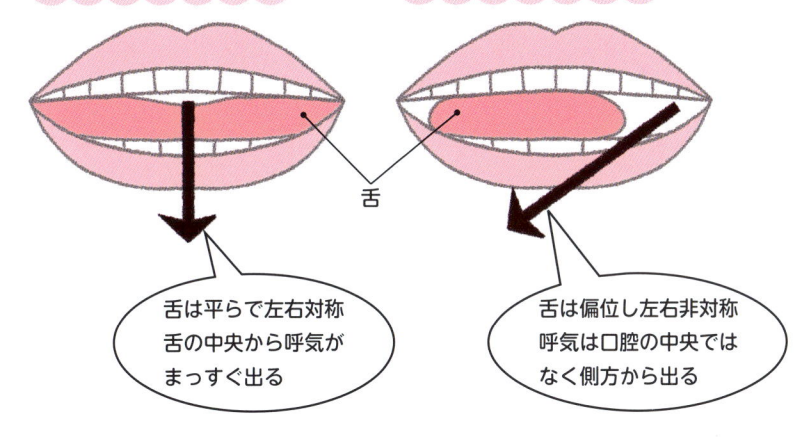

正しい発音時の舌の形と呼気の流れ
舌は平らで左右対称
舌の中央から呼気がまっすぐ出る

側音化構音の舌の形と呼気の流れ
舌は偏位し左右非対称
呼気は口腔の中央ではなく側方から出る

舌

⚠️ 注意

口蓋化構音や側音化構音は、うわあごが狭い場合（**上顎狭窄**）や**反対咬合**、手術で閉鎖しきれなかった隙間が口蓋に残った場合（**口蓋瘻孔**）など、口蓋の形や、歯並び（歯列）が影響している場合があります。

口蓋裂に関連する発音の誤りなのか、訓練が必要かどうかの判断には、専門家による診察が必要です。
定期的な経過観察で、言語聴覚士に確認してもらうようにしましょう。

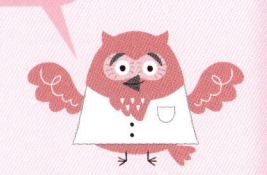

6章 ことばの治療

2　発音の訓練ってどんなことをするの？

❶ことばの発達と言語治療

▶**ことばの発達に大切なこと**

　おしゃべりする（言語表出）ためには、わかる（言語理解）ことや、伝えたい気持ち（コミュニケーション意欲）がとても大切です。この三つがバランスよく育つことが、「ことば」の発達です。

　言語理解や表出の土台には、運動機能や口腔機能（口の働き）、聴く、見る、情報を受け取り理解する、記憶する、身ぶりや声のまねをするなど、さまざまな力が必要です。

　また、たくさんの愛情を受けた赤ちゃんと、お母さん、お父さんとの間にはしっかりとしたこころの絆が生まれ、コミュニケーション意欲を高めます。こころとからだのすこやかな成長が、「ことば」全体をはぐくんでいくのです。

▶**言語聴覚士の役割**

　言語聴覚士は、乳幼児期から3～6カ月ごとに、鼻咽腔閉鎖機能や発音だけでなく、言語理解やコミュニケーションの能力なども含めた「ことば」全般の評価を行っていきます。

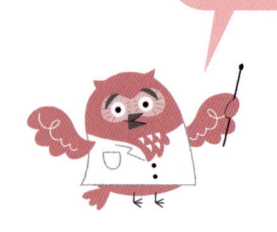

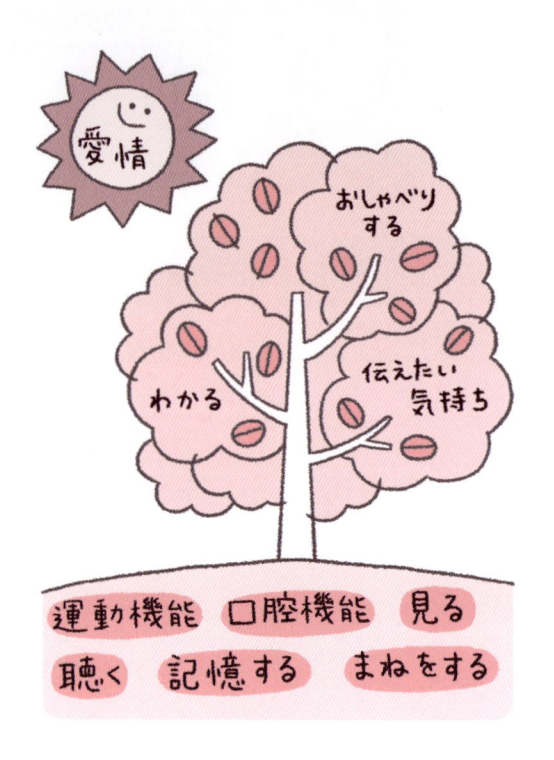

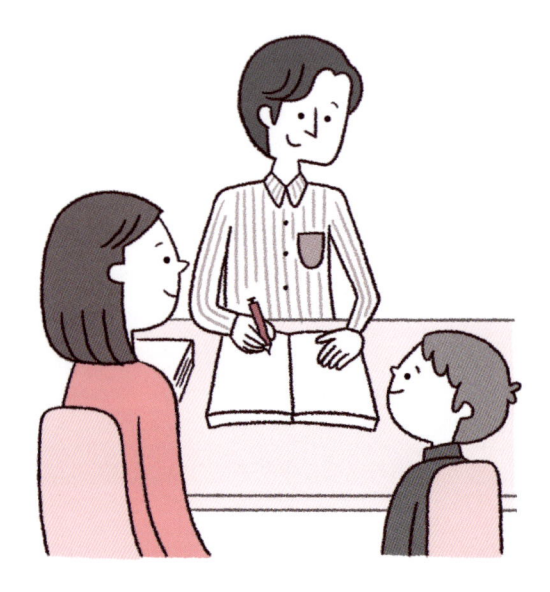

> それぞれのお子さんの発達段階や発音の様子に合わせて、遊びや日常生活のなかで取り組めるようなことや、家庭で気をつけていただきたいことなどを紹介していきます。

> 発音の訓練は、口蓋裂の手術後全員に必要なわけではありません。
> 必要な場合のみ、一人ひとりの状態に合わせた訓練プログラムで行っていきます。

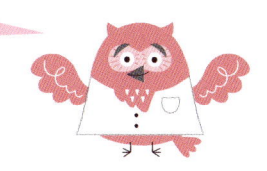

言語治療の流れ

```
0    1    2    3    4    5    6    7(歳)…
```

発達・言語評価
聴力管理
家族支援

鼻咽腔閉鎖機能・発音の評価

言語・構音訓練（必要な場合のみ）

> **言語訓練**は、一般的に**ことば**全般に関する訓練をさします。**発音**に対する訓練を、**構音訓練**といいます。

❷どのような場合に発音の訓練が必要？

- 口蓋裂に関連する発音の誤りが固定化し、自然改善が困難
- 発音が不明瞭で伝わりにくい
- 本人が正しく発音できないことを気にして話したがらないなど、二次的な問題が生じている

❸発音の訓練を受けられる場所は？

　発音の訓練は、病院や各自治体の療育機関（乳幼児の発達やことばに関する相談機関）、小学校のことばの教室などで受けることができます。口蓋裂の治療を受けている医療機関の言語聴覚士と相談のうえ、通いやすい訓練先を探しましょう。

❹発音の訓練の進め方は？

開始時期：4〜5歳頃（p.56）
訓練の方法：それぞれのお子さんに対し、言語聴覚士が個別指導
1回あたりの訓練時間：30〜40分程度
訓練頻度：原則として週に1回（訓練機関により異なる場合がある）

❺具体的な練習方法は？

舌運動や息の出し方（**構音操作**）、音節のレベルから段階的に進めていく**系統的構音訓練**で行います。複数の音に誤りがある場合は、どの音から訓練すると効率的に獲得できるか、お子さんの発音の発達やことば全体のわかりやすさ（明瞭度）なども考慮しながら、言語聴覚士が計画を立てて進めていきます。

> 発音の訓練は、**正しい音を聴いて、正しい発音の仕方を見て、まねる**のが基本です。

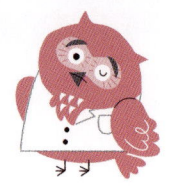

系統的構音訓練の例（ぱ行「ぷ」の訓練の場合）

①呼気をほおにためてくちびるでしっかり止めてから一気に開放して呼気を出す（構音操作、音の産生）

→ ②①の後に母音「う」をつけて「ぷ」の産生（音節）

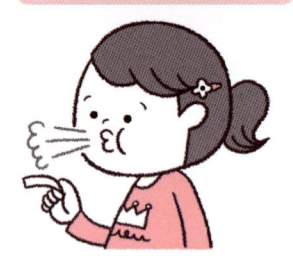

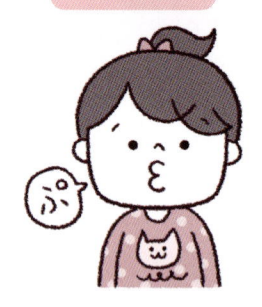

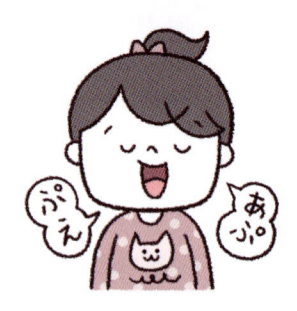

→ ③「ぷ」の前後に母音あいうえおをつける（無意味音節）

→ ④「ぷ」のつくことば（単語）

→ ⑤「ぷ」の単語を用いた2、3語文（句、文）

→ ⑥場面設定下での会話練習など（般化訓練）

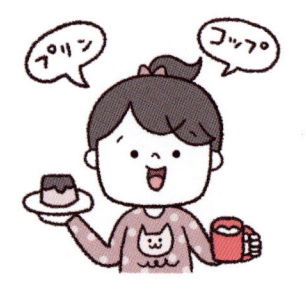

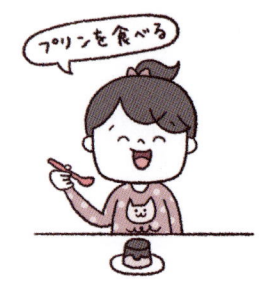

並行して行う練習の例（必要に応じて）

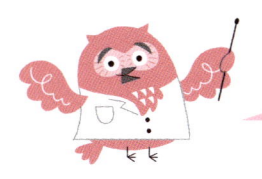

発音の訓練だけでなく、正しい音と誤り音を聴きわける（聴覚弁別）力を育てるための耳の訓練や、舌運動訓練、音への意識を高める練習なども並行して行っていきます。

聴覚弁別訓練

こどもの前に絵カードを2枚提示し、言語聴覚士が単語の名前を言って、子どもが正しいほうを選択する

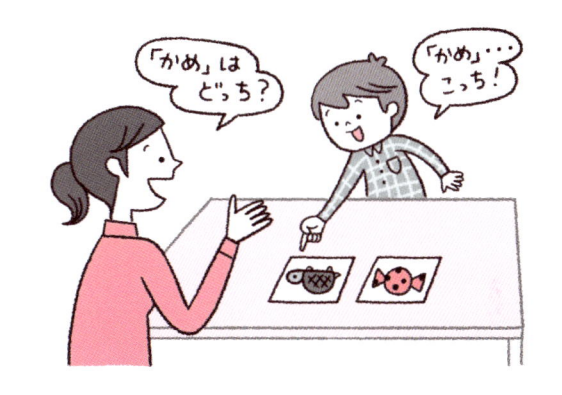

「かめ」はどっち？
「かめ」…こっち！

舌運動訓練（舌を動かす練習）

舌を左右口角に接触させる

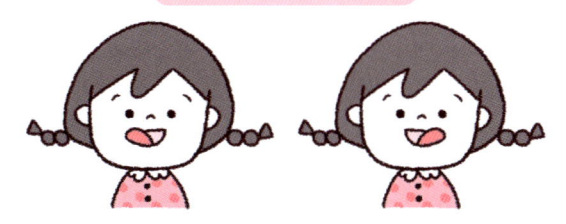

舌を上の歯の歯ぐきにつける

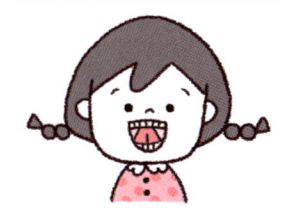

音や文字の意識（音韻意識）を高める訓練

こどもに「たいこ」の絵を見せ、いくつの音でできていることばか、はじめの音は何か、言語聴覚士が尋ねる

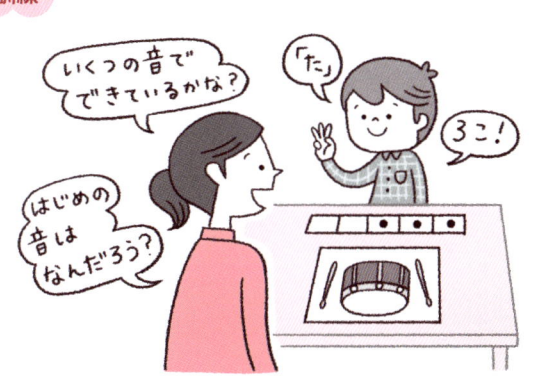

いくつの音でできているかな？
はじめの音はなんだろう？
「た」
3こ！

6章 ことばの治療

注意 ⚠️

▶ **耳を良い状態に**

滲出性中耳炎や、聴力の低下は、訓練を行う際の課題への取り組みや集中力に影響を与えるため、耳を常に良い状態にしておくことを心掛けましょう（p.60）。

▶ **家でも練習**

訓練で練習したことを、家庭でも繰り返し復習するようにしましょう。練習した音の定着につながり、円滑に訓練が進みます。

▶ **まず話を聞く**

系統的構音訓練では、訓練中は正しい音が出せても、会話で使いこなせるようになるまでには時間がかかることがあります。訓練の担当者から指示があるまでは、会話での誤り音に対しては言い直しをさせず、お子さんの話をよく聞いてあげましょう。

> お子さんのがんばりを、たくさんほめてあげましょう。

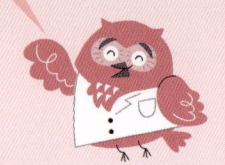

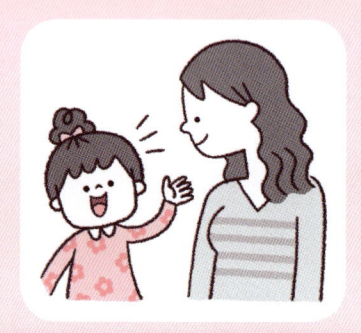

3　いつ発音の訓練をすればいいの？

系統的構音訓練は、舌をはじめとした口腔周辺の運動機能の発達や、言語発達、発音の発達を考慮して4〜5歳以降に開始することが多いです。

ことばの明瞭度や、手術や矯正治療などの治療スケジュールによって、3歳から開始したり、小学校に入学してから始める場合もあります。

> 訓練開始の適切な時期は個人によって異なるため、必ず定期的に経過をみてもらっている言語聴覚士に相談してください。

■ 発音の訓練を始めるまでの間に、家庭でできることは？

乳幼児期に、楽しく声を出して遊ぶことや、くちびるや舌をよく動かせるようにしておくことはとても大切です。楽しく取り組めそうなことを、遊びや生活のなかに取り入れていきましょう。

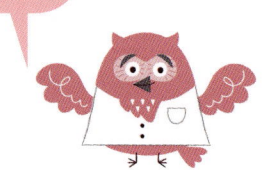

❶ 0〜1歳頃まで

　積極的に声を出して遊んであげましょう。1歳前には、身ぶりや音のまねをしはじめ、お父さんやお母さんの口元をじっと見たりする様子も増えてきます。遊びのなかで声をたくさん出すことで、やり取りの楽しさを経験できるようにしましょう。

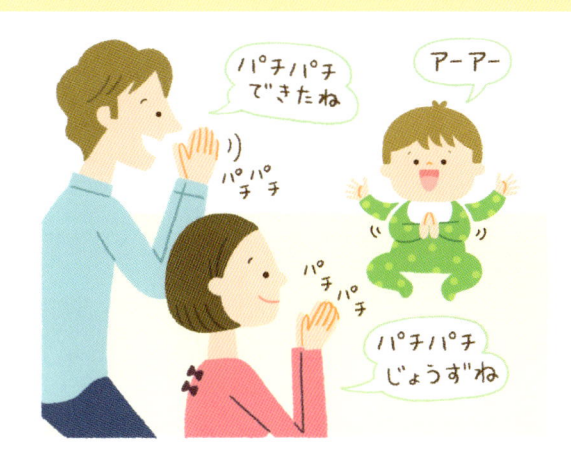

❷ 口蓋裂の手術後から2歳頃まで

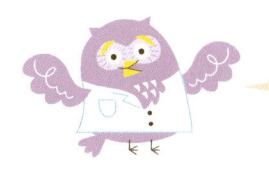

口蓋裂の手術が終わって1〜2カ月経過したら、やってみましょう。

▶「吹く」「吸う」「すする」動作を生活や遊びのなかに取り入れよう

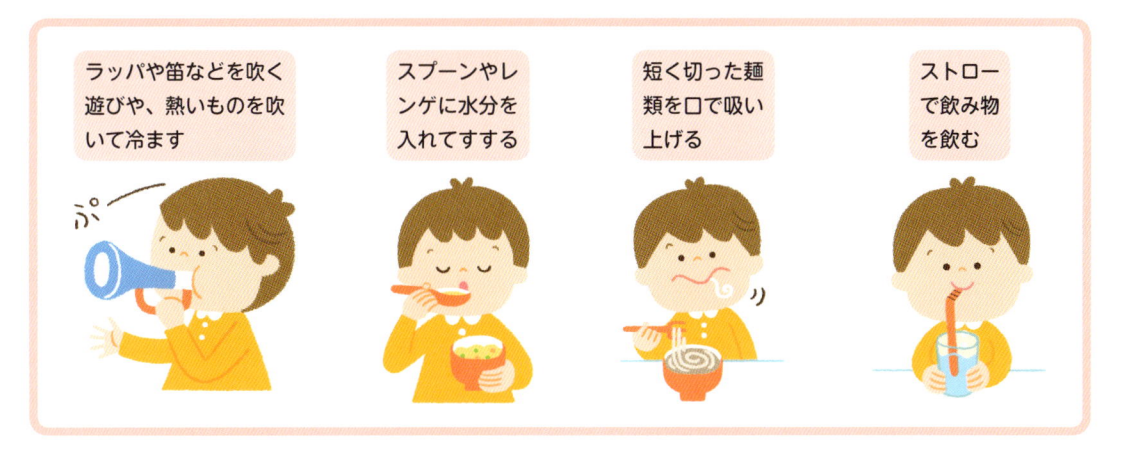

| ラッパや笛などを吹く遊びや、熱いものを吹いて冷ます | スプーンやレンゲに水分を入れてすする | 短く切った麺類を口で吸い上げる | ストローで飲み物を飲む |

▶ 音まね遊びをしよう

　手術前は出すのが難しかったパ行、バ行などの破裂音が少しずつ出せるようになってくる時期です。遊びや本の読み聞かせのなかで、口の動きや音をゆっくり、大きめに示しながらまねを促しましょう。

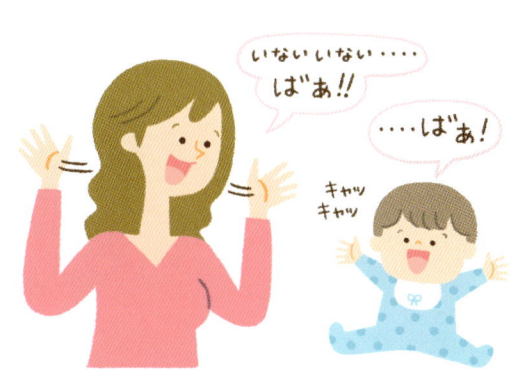

6章　ことばの治療

❸ 2歳以降

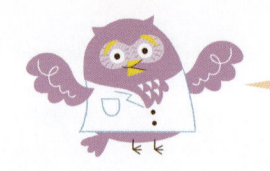

2歳以降には、ひとつずつだったことばが、2語文、3語文へとつながり、おしゃべりの量も増えてきます。

▶ **ことばの言い直しはさせずに、正しいことばを聞かせてあげよう**

おしゃべりの量は増えますが、構音発達の途上であるために大人と同じように発音できないことも多い時期です。このような時は言い直しをさせずに、やりとりのなかで正しい音を聞かせてあげるようにしましょう。

正しい音を繰り返し聞くことで、発音もはっきりとしてきます。

ぞうさん おはながながいね
そうね ぞうさんいたね
じょうしゃん いた

▶ **くちびるや舌をよく動かそう**

2歳を過ぎると、次第にくちびるや舌などの口腔運動が発達してきます。

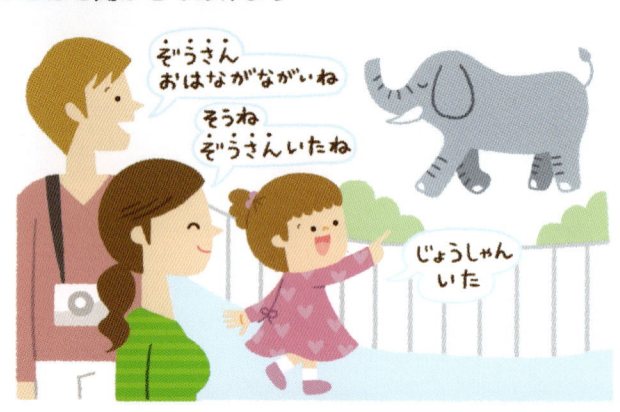

鏡を見ながら、またはまねを楽しみながら、いろいろなくちびるや舌の動きを体験しましょう。

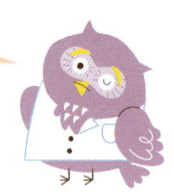

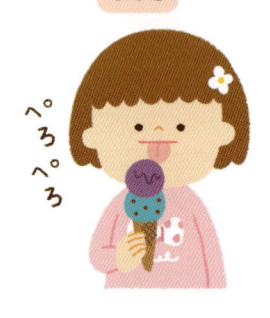

なめる
ぺろぺろ

チューのしぐさ
ちゅ〜

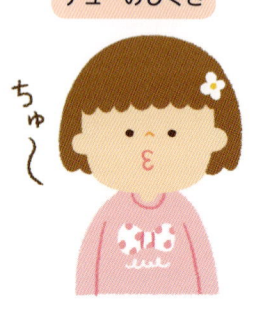

コップでぶくぶく、がらがらうがい
ぶくぶく

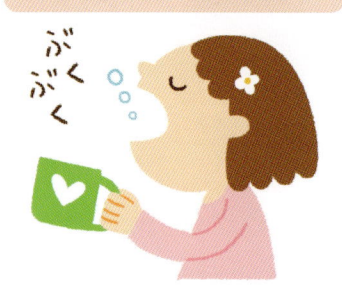

あっぷっぷ（ほおを膨らませる）
あっぷっぷ

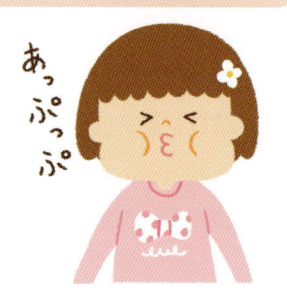

6章 ことばの治療

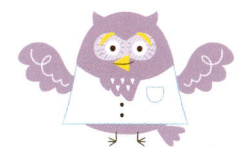

7章 幼児期からの治療

歯の生えかわり、言語機能、就学などをふまえて進める幼児期から必要な治療について、説明します。

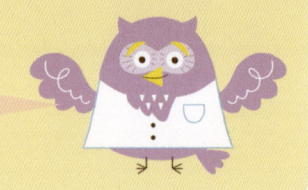

1 中耳炎について知っておこう

❶滲出性中耳炎とは？

　鼓膜の奥（中耳腔）には、通常空気が入っています。鼻から耳管という管を介して自然に空気が送られ、換気されています。

　口蓋裂の場合、生まれつきこの換気をする力が弱く、上手に中耳腔に空気が入りません。また、生まれつき耳管のフレームをつくる軟骨がやわらかく、一度耳管が閉じてしまうとなかなか開かないという特徴もあります。換気不良の状態が続くと中耳腔が陰圧となり、中耳腔に水がたまり、滲出性中耳炎となります。

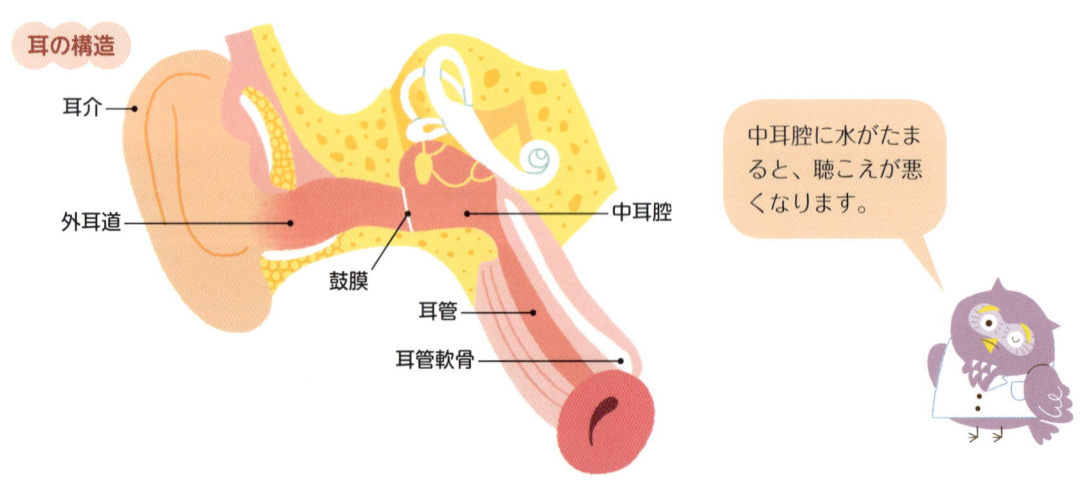

耳の構造

耳介／外耳道／鼓膜／中耳腔／耳管／耳管軟骨

中耳腔に水がたまると、聴こえが悪くなります。

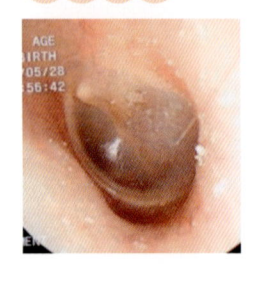

正常な左鼓膜　　**滲出性中耳炎の左鼓膜**

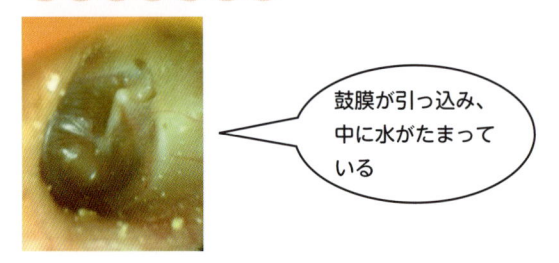

鼓膜が引っ込み、中に水がたまっている

❷耳管の働き

耳管は通常閉じていますが、食べ物や唾液を飲み込む時に開きます。開いた時に中耳腔が換気され、中耳腔と外界の圧の調節をしています。

そのほか中耳に炎症が起こり膿や分泌物がたまると、鼻腔へ排泄する働きがあります。

耳管の働きは乳幼児期には未熟で、10歳くらいで成人と同じ程度の機能をもつようになります。

耳管の換気、圧調整作用

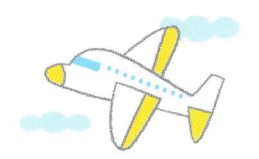

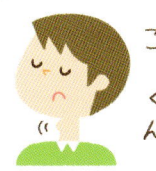

飛行機に乗った時、耳が詰まった感じがした際に唾液を飲み込んだり、耳抜きをすると治る

❸おもな症状

難聴が第一の症状です。中耳炎といっても、痛みや耳だれ、熱はありません。

小さいこどもの場合、自分では聴こえの悪いことはわかりません。最初は軽度の難聴なので、周囲の人にも気づかれないことがあります。進行すると、聞き返しが多くなったり、呼んでも返事をしないなどの症状がみられます。

小学生くらいになると、耳が「ボワーンとする」などの違和感や、耳が詰まった感じを訴えます。

難聴が長く続くと、ことばの遅れが生じることもあります。

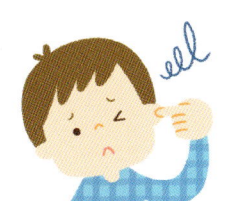

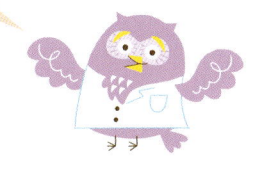

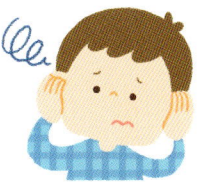

❹診　断

滲出性中耳炎の診断のポイントは、鼓膜の観察です。鼓膜の中に水がたまっていないか、鼓膜がよく動くか、引っ込んでいないかなどを診ます。

診察は、鼓膜をよく診るために、気密耳鏡や拡大耳鏡、顕微鏡、内視鏡などを使います。

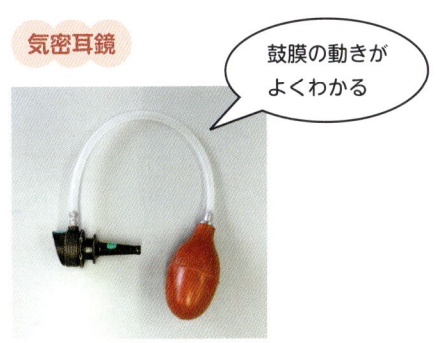

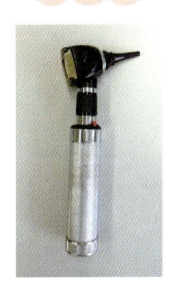

気密耳鏡 — 鼓膜の動きがよくわかる

拡大耳鏡

高度に陥凹した右鼓膜

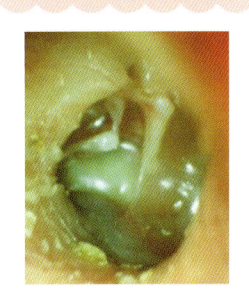

7章　幼児期からの治療

❺ 検 査

聴こえの検査

乳幼児は成人と同じ聴力検査はできないので、脳波で聴こえの程度を調べるABR（聴性脳幹反応）検査や内耳の機能を調べるOAE（耳音響放射）検査を行う。
成人と同じ聴力検査（純音聴力検査）は、3～4歳になるとできるようになる。

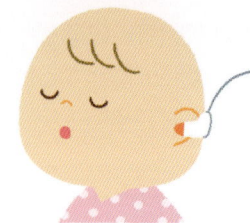

ABR検査 — 通常睡眠状態で行う

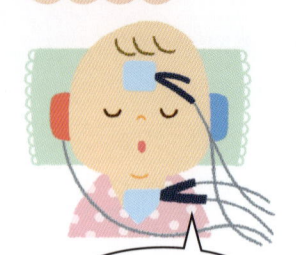

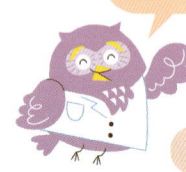

OAE検査

> 滲出性中耳炎は、通常軽度から中等度の伝音難聴を示します。

両側伝音難聴の聴力図

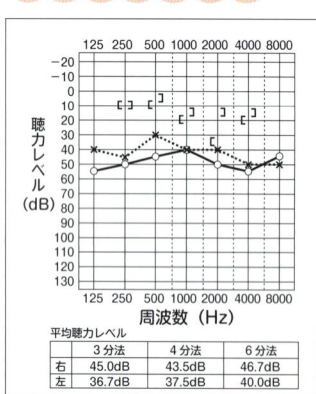

平均聴力レベル	3分法	4分法	6分法
右	45.0dB	43.5dB	46.7dB
左	36.7dB	37.5dB	40.0dB

純音聴力検査

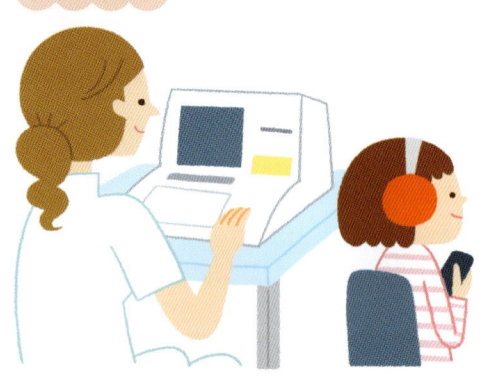

X線検査

中耳周囲の骨の発育を確認するため、中耳腔周囲の乳突蜂巣（にゅうとつほうそう）という空気の入った部分の大きさを観察する。水がたまった状態が長く続くと、蜂巣が発育せず、小さく濁って見える。

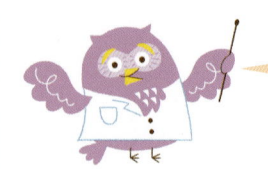

> 点線の部分：乳突蜂巣の大きさ、空気の入り方を見ます。

聴器X線写真

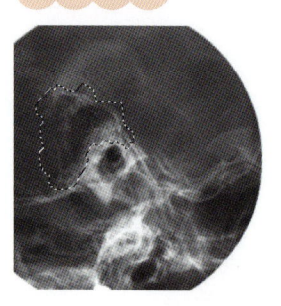

鼓膜の動きの検査

鼓膜がよく動くか、中耳腔に水がたまっていないか調べるため、**ティンパノメトリー検査**を行う。耳式体温計のような形の器械を耳の穴に密着させ、外耳道の圧力を変えながら、音の伝わり方をみる。

生後半年以下の乳児では、外耳道はやわらかく、検査が正確にできない場合もある。

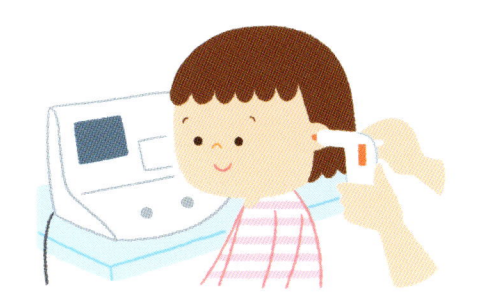

ティンパノメトリーの結果

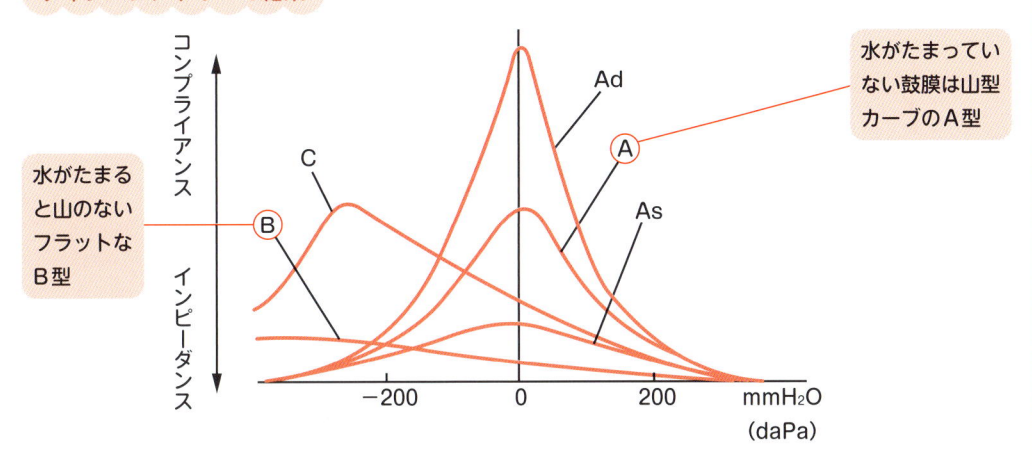

水がたまっていない鼓膜は山型カーブのA型

水がたまると山のないフラットなB型

❻治　療

治療の第一は、難聴を治すことです。聴力検査で両耳軽度以上（30 dB以上）の難聴があると、治療が必要です。

▶鼓膜切開

メスで鼓膜を切開し、中の水を吸引します。切開した鼓膜は1週間程度で閉鎖します。

> 中耳腔に水がたまることで、鼓膜や耳小骨の動きが制限され、聴こえが悪くなります。
> 水を取り除くこと、中耳腔の換気を良くすることが治療の目標です。

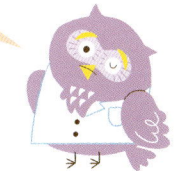

7章　幼児期からの治療

▶ 鼓膜換気チューブ留置

　切開をしてもすぐ鼓膜が閉じ、また水がたまって聴こえが悪くなる場合、鼓膜が高度に引っ込んでいる場合、難聴が高度な場合には、チューブを入れます。口蓋裂の手術と同時に行うこともあります。おおよそ3年ほどチューブを入れておきます。

　チューブが入っている間、1年に1回程度X線検査を行います。聴力検査も定期的に行います。

　中耳炎が治り、チューブを抜いた後に鼓膜の穴が閉じないこともあります。その場合、将来穴を閉じる手術が必要なこともあります。

　チューブを入れた後、鼓膜が萎縮したり、石灰化がみられることがありますが、聴力に大きな影響はありません。

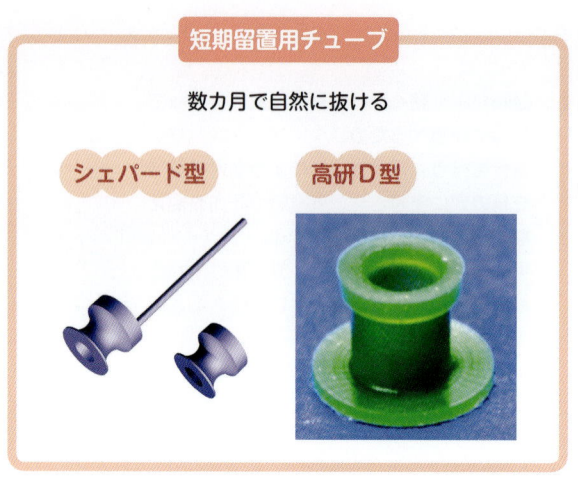

短期留置用チューブ
数カ月で自然に抜ける
シェパード型　　高研D型

画像提供：【左】アトスメディカル名優株式会社
　　　　　【右】株式会社高研

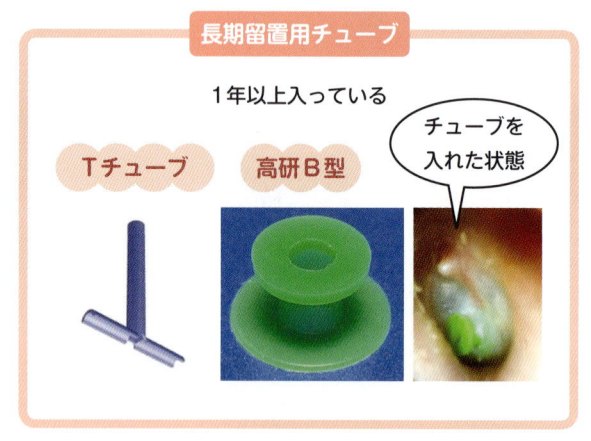

長期留置用チューブ
1年以上入っている
Tチューブ　　高研B型
チューブを入れた状態

画像提供：【左】アトスメディカル名優株式会社
　　　　　【中】株式会社高研

注意 ⚠

　チューブが入っている間は、チューブが詰まっていないか、抜けていないか（自然に抜け落ちることもあります）定期観察が必要です。チューブ周囲の耳あかの掃除も大切です。

　入浴や洗髪は通常どおりで問題ありません。スイミングも大丈夫ですが、耳栓をしたほうがよいでしょう。

チューブ脱落後
穴と石灰化がみられる

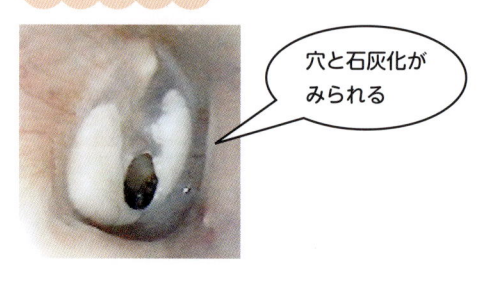

2　むし歯に注意しよう

❶乳歯の役割

乳歯は、永久歯に生えかわるまでの間、食物をかみくだくだけでなく、あごの発育や発音することにかかわっています。

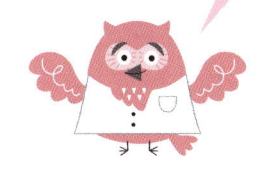

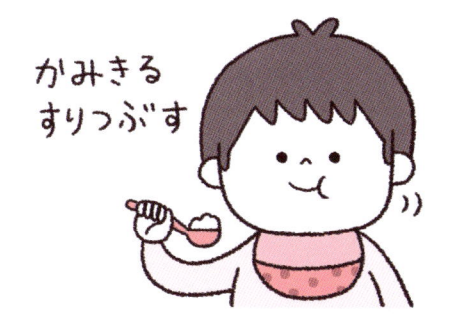

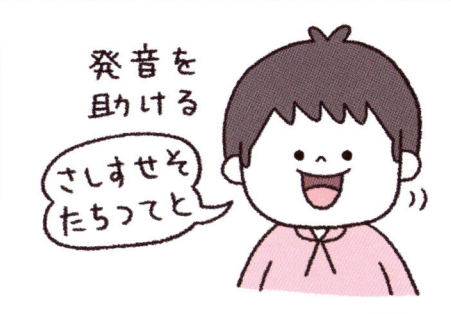

発音を助ける
さしすせそ
たちつてと

かみきる
すりつぶす

永久歯の発育を準備する

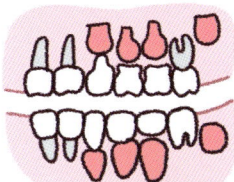

あごの形を整える

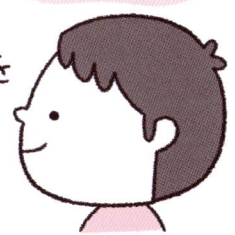

❷乳歯とは？

　乳歯は、永久歯と同じように外側にエナメル質があり、その中に象牙質があります。歯髄(しずい)は、神経や血管が入っている部分です。

　永久歯と異なる点は、乳歯は小さいためエナメル質・象牙質がそれぞれ永久歯と比べて薄いこと、乳歯の下には後から生えてくる永久歯が控えていて、永久歯が生える際に根が吸収されることです。

乳歯の解剖

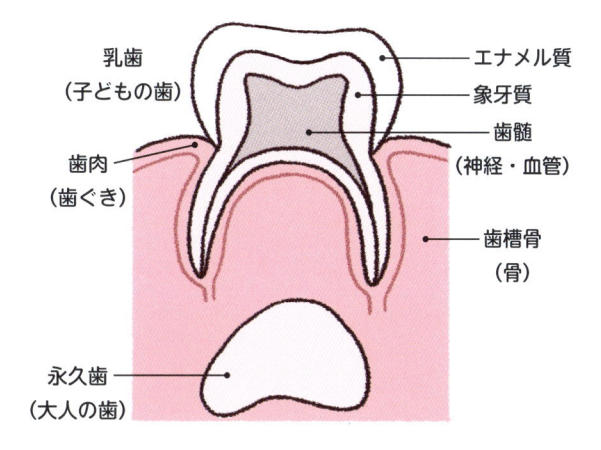

- 乳歯（子どもの歯）
- エナメル質
- 象牙質
- 歯髄（神経・血管）
- 歯肉（歯ぐき）
- 歯槽骨（骨）
- 永久歯（大人の歯）

❸乳歯のむし歯とは？

> 乳歯は、むし歯になると進行が速く、しかも痛みがすぐに出ないこともあります。

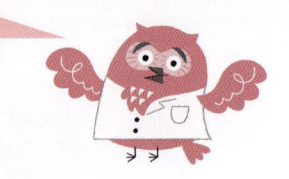

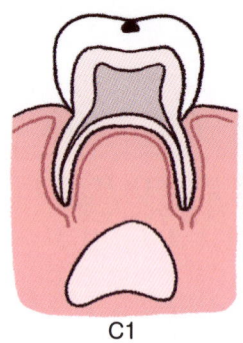

C1
エナメル質が溶けた状態。
ごく浅いくぼみができる。

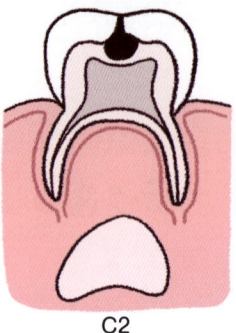

C2
象牙質まで溶けた状態。
見た目にも穴とわかる。

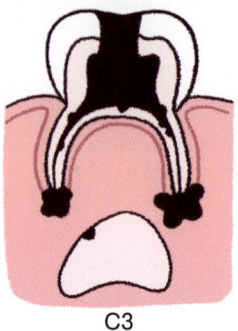

C3
歯髄までむし歯が達した状態。
膿がたまり、周りの骨にも炎症が広がると、永久歯に影響を及ぼすことがある。

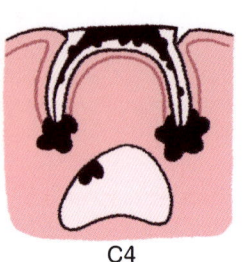

C4
歯の形がほとんどなく、根だけが残った状態。

❹乳歯のむし歯がもたらす悪影響

乳歯のむし歯が進行すると…

- 食べ物が上手にかめない
  （食べることが嫌になったり、少食や偏食になる）
- あごや顔の発育に影響を及ぼす
- 永久歯の色や形が悪くなったり、歯の表面の質が悪くなったりする
- 永久歯は膿を避けて生えてこようとするので、歯並びが悪くなりやすい
- 口の中が汚れているので、歯ぐきが腫れたり、永久歯もむし歯になりやすい

> 裂に近い歯のむし歯が進行すると、膿が裂にまで及んだりすることがあります。

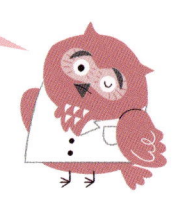

❺乳歯の生え方とむし歯になりやすいところ

▶6～8カ月頃

歯が生え始めるのは、生後6～8カ月頃です。下の前歯（**乳中切歯**(にゅうちゅうせっし)）から生え始めます。歯の生え始める時期には個人差があるので、遅くても心配しなくてもよいでしょう。

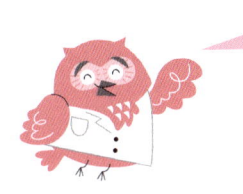

> 前歯は隙間に汚れがたまりやすいので、ガーゼで汚れをぬぐい取ったり、軽く歯ブラシを使って仕上げ磨きをしましょう。

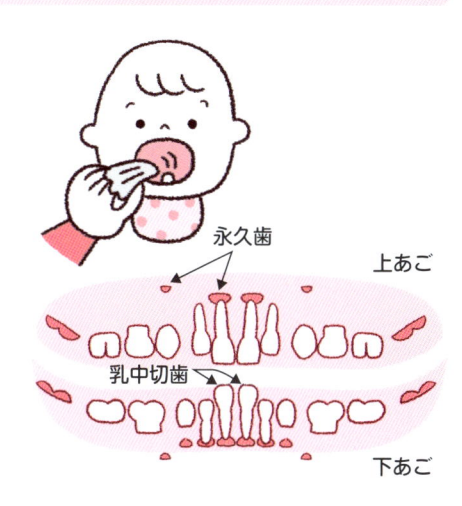

永久歯
上あご
乳中切歯
下あご

▶9カ月～1歳1カ月頃

上下の前歯が、それぞれ4本ずつ計8本生えそろいます。上の前歯の歯と歯ぐきの境目や、詰まっている歯と歯の間に汚れがたまりやすいです。

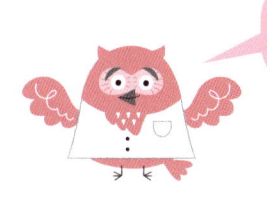

> 仕上げ用歯ブラシや、糸ようじを用いて、磨きましょう。

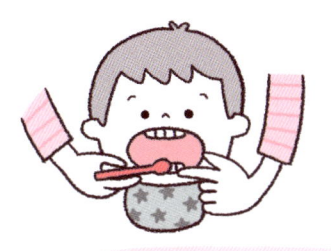

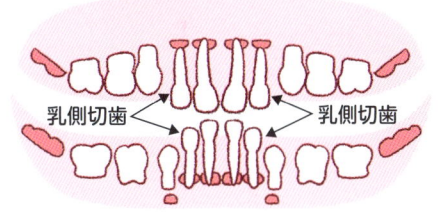

乳側切歯　　乳側切歯

▶1歳2カ月～1歳7カ月頃

手前の奥歯（**第一乳臼歯**(だいいちにゅうきゅうし)）が生えて、全部で12本になります。

この歯が生えると、かみ合わせができるようになります。もちろんまだ、自分で磨けるわけではありません。

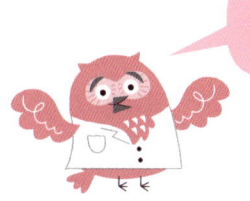

> 少しずつ、自分でも歯ブラシを口に入れて、慣らし始めましょう。

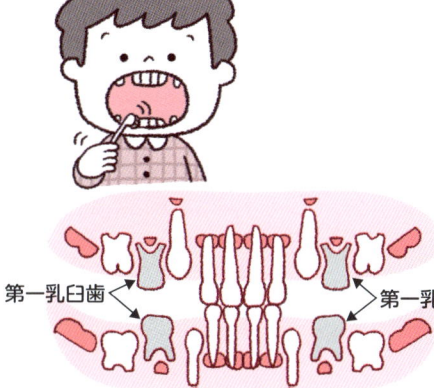

第一乳臼歯　　第一乳臼歯

7章　幼児期からの治療

▶1歳9カ月～2歳3カ月頃

前歯と奥歯の間に、糸切り歯（**乳犬歯**）が生えてきます。自分で磨きたがったら、大人の見ているところで好きなだけやらせてあげましょう。

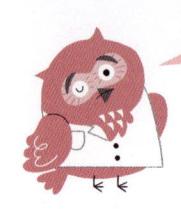

> こどもの歯磨きだけでは不十分なため、歯と歯ぐきの境目まで、仕上げ磨きがとても大切です。

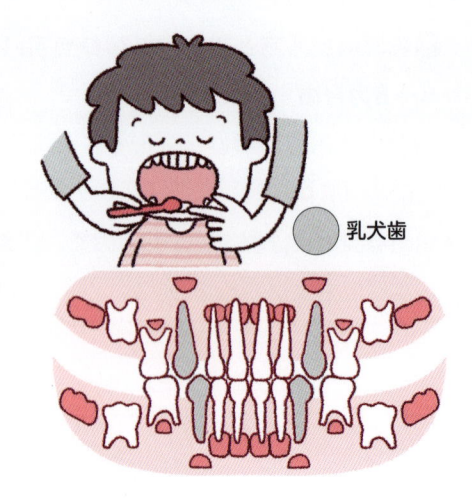

○ 乳犬歯

▶2歳6カ月～3歳4カ月頃

一番奥に、もう一組の奥歯（**第二乳臼歯**）が生えてきます。これで上下各10本、計20本の乳歯が生えそろいます。この後、あごの骨の中では永久歯が成長を続け、4歳頃からは奥歯の歯と歯の間が詰まりやすくなります。

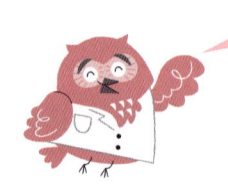

> 奥歯と奥歯の間には歯ブラシが入りにくいので、糸ようじを使って汚れを落としていくのがよいでしょう。

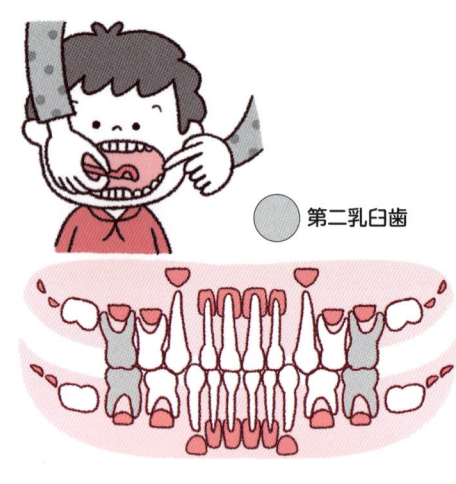

○ 第二乳臼歯

▶6～7歳頃

個人差がありますが、下の前歯がぐらぐらしたり、乳歯列の後ろの歯ぐきから永久歯（**第一大臼歯**）が生え始めます。第一大臼歯は、永久歯のなかでも、かみ合わせに大きな働きをする歯です。

永久歯はこの後徐々に生えてきて、12歳頃になると、上下各14本、計28本が生えそろいます。「親知らず」と呼ばれる奥歯は、さらに後に生えて、計32本になります。なお、親知らずは生えてこない人もいます。

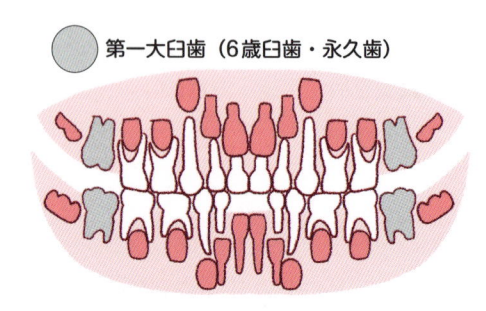

○ 第一大臼歯（6歳臼歯・永久歯）

> この頃になると、自分で磨く力がだいぶついてきますが、第一大臼歯は自分ではとても磨きにくいことが多いので、仕上げ磨きが必要です。

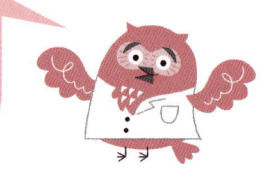

注意 ⚠️

歯の生え方によって、汚れがたまりやすいことがあります。歯と歯の間の詰まっているところや、歯と歯が重なり合っているところ、裂に近いなどして歯並びから外れたところに生えているものがあります。このような場合には、糸ようじやタフトブラシが磨きやすいことがあります。

歯磨きが難しいことが多いので、甘い物や甘い飲料を早くから与えることはできるだけ避けていきましょう。

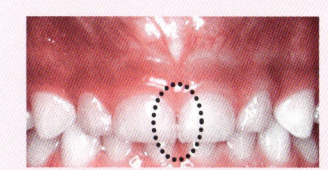

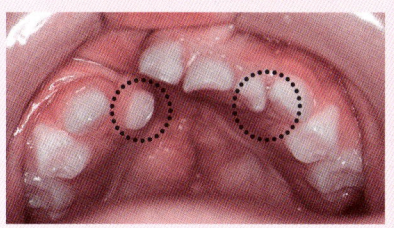

❻ 仕上げ磨きのステップ

▶「食べたら口の中をきれいに」を習慣にする

口唇裂・口蓋裂のお子さんは、歯や口の中を触られ慣れてないことがあります。歯が生え始めの頃から、とくに制限がない時は、口の周りや口の中、歯に触られることに少しずつ慣らしていきましょう。

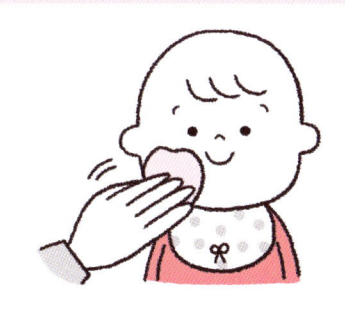

口の中を触るってどうするの❓

ガーゼでふくことで、口の中を触られることに慣れ、汚れをある程度とることもできます。

> ぬらした清潔なガーゼで、歯をふきましょう。

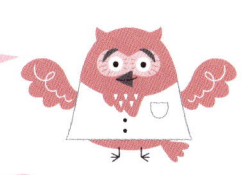

指に巻きつけて
ガーゼを指に巻きつけて、歯と歯ぐきの境目に沿って、指先でふく。

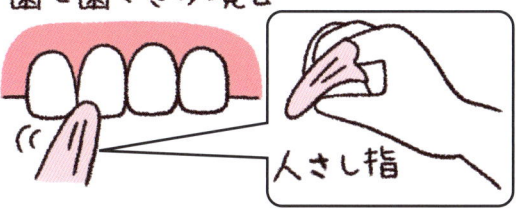

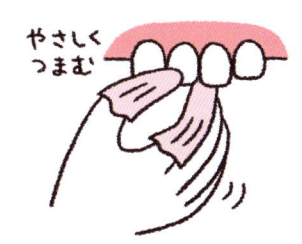

歯をつまんで
ガーゼを巻きつけた人さし指と親指で、歯をつまむ。

7章 幼児期からの治療

▶仕上げ磨きの基本テクニック

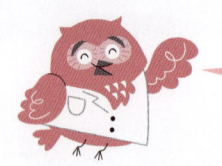

奥歯が生えてくる頃には、仕上げ磨きがとても大切になります。

正しい姿勢

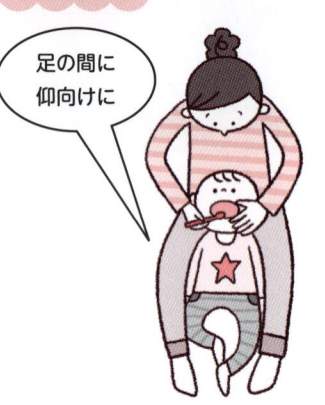

足の間に仰向けに

正しい歯ブラシの持ち方（ペングリップ）

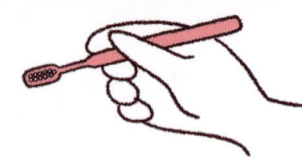

えんぴつをにぎるように持って、ブラシの先を左側に。

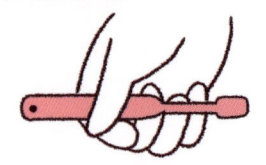

反対側を磨く時は、手首を手前に曲げて、ブラシの向きを変える。

歯ブラシの当て方

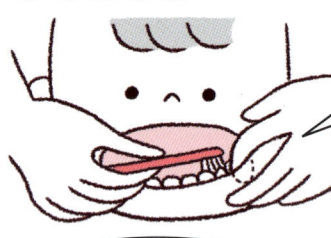

人さし指は第一関節あたりまで入れて、ほおを膨らませるように広げると、見やすくなる。

3方向から、歯ブラシの毛先を、歯の面に直角に当てる。

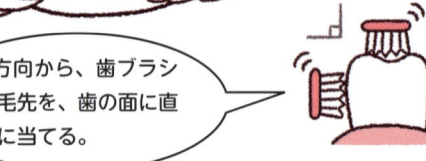

軽く振動

タフトブラシ

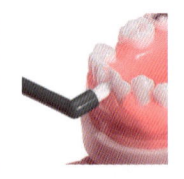

裂などの磨きにくいところには、このようなブラシもある。

⚠ 注意

歯ブラシを口に入れたまま転倒すると、歯ブラシがうわあごや、ほおに突き刺さるなどの重大事故につながります。

いすに座らせたり、大人が抱えた状態で歯ブラシ遊びをさせるようにしましょう。決して大人の目の届かないところで、就学前のお子さんに歯ブラシを持たせて遊ばせてはいけません！

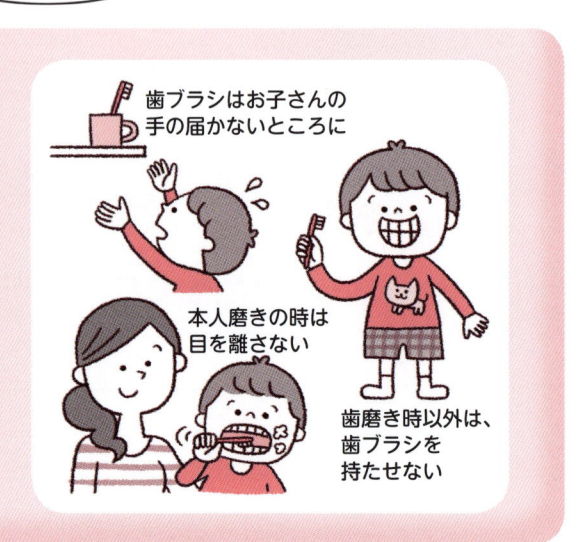

- 歯ブラシはお子さんの手の届かないところに
- 本人磨きの時は目を離さない
- 歯磨き時以外は、歯ブラシを持たせない

3 矯正歯科治療

❶チーム医療のなかでの矯正治療

矯正治療は、成長期に行う成長期治療と、成長終了後に行う成人期治療に分かれます。口唇裂・口蓋裂の場合も同様ですが、とくに、外科治療（顎裂部骨移植術など）と併行して20歳前くらいまで、集中した矯正治療や、定期健診での咬合管理（かみ合わせのチェック）が必要になることが多いです。

成長期治療 ＝ 顎矯正（成長促進など） ＋ 部分歯列矯正（歯列の拡大、凸凹改善）

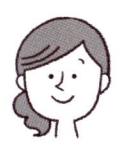

成人期治療 ＝ 最終的な歯列矯正（場合によっては外科矯正治療）

矯正治療を含めたおもな治療の流れ

生後数週間〜　術前顎矯正（矯正）　適応症があります。

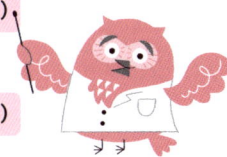

3カ月頃　口唇形成術（外科）

1歳頃　口蓋形成術（外科）

4歳頃　矯正検査・診断（矯正）
　検査：歯型、口腔内／顔写真、X線写真、CTなど
　診断：顎の大きさや歯の大きさ・位置を同年齢の標準と比較し、必要に応じて成長期治療計画を説明する

混合歯列期の間　成長期治療：顎矯正治療…上顎前方牽引、アクチバトールなど
　　　　　　　　歯列矯正治療…歯列拡大、部分歯列矯正など

5歳頃または9歳頃　顎裂部骨移植術（外科）
　5歳頃：早期顎裂部骨移植術
　　（おもに裂側の前歯が骨の中でねじれている場合に、同歯の萌出直前に行うことで萌出直後に矯正で改善できる）
　9歳頃：一般的な顎裂部骨移植術
　　（おもに裂側の犬歯の萌出直前に行う）

15歳頃 (成長終了後)	矯正再検査・再診断（矯正） ↓ ①矯正治療のみ　または　②外科的顎矯正治療 ↓　終了後 口唇・鼻修正術（形成）
20歳頃	終了

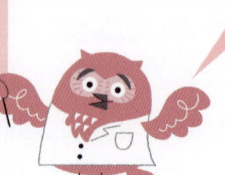

検査結果により、①か②の治療となります。

❷口唇裂・口蓋裂治療によくみられるおもな歯列矯正装置

歯列の状態と矯正装置の選択

生後数週間から数カ月：歯槽骨（顎）の誘導（術前顎矯正）→ホッツ床、NAMなど
顎裂部骨移植後：移植骨の安定　→　BGスプリント（骨折時のギプスと同じ役割）
狭窄した歯列：歯列の拡大　→　拡大装置
歯列の叢生：マルチブラケット装置
矯正治療後の歯列の維持：保定装置

▶ **装置名：術前顎矯正装置（ホッツ床など）**

　口唇形成術（生後約3カ月から1年の間）前にうわあごの歯槽骨の位置を整え、結果、裂を狭くすることがあります。さらに同術後から口蓋形成術までの間、ほ乳床として使用することもあります。装置の保持のため、ほおに医療用テープを貼ることが多いです。

ホッツ床

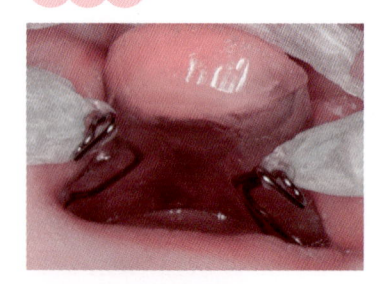

使用時間：1日24時間
通院頻度：2週間から1カ月に1回

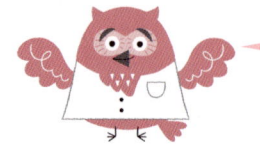

ほ乳時も含みますが、1日数回装置の清掃が必要です。

治療前 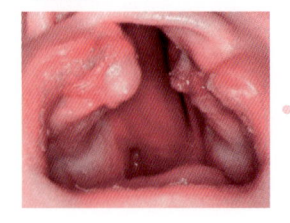　　　　口唇形成術直後 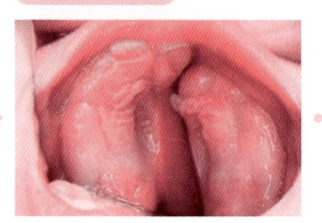　　　　口蓋形成後

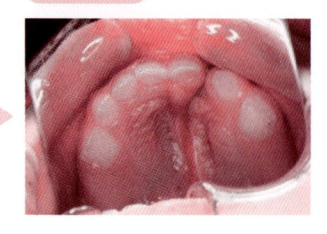

▶装置名：BGスプリント　（BG；bone grafting；顎裂部骨移植術）

顎裂部に移植した骨を安定させるためのギプスのような役割で、固定式と可撤式（患者さん自身で外したり付けたりできるもの）があります。両側性の口唇裂・口蓋裂で前歯が入っている骨（切歯骨）が大きく下垂している場合、顎裂部骨移植と同時に、必要に応じて切歯骨の位置の整復を行うため、使用することが多いです。

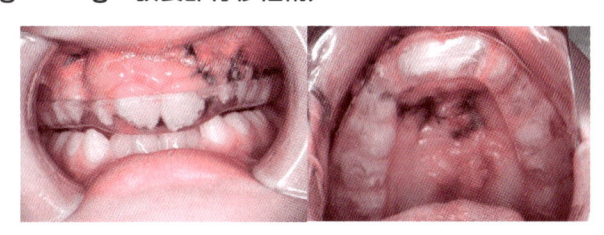

手術室で装着開始します。
基本的に、食事も装着したまま食べます。

適応症：外科医および矯正歯科医の判断で使用するかが決まる
使用時期：術直後から約2カ月間
使用時間：1日24時間
使用方法：可撤式の場合は歯磨き時に外して歯ブラシで清掃し再装着

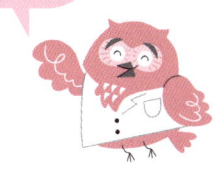

▶装置名：拡大装置

歯科用接着剤で歯に固定するタイプ（固定式）と、拡大ネジが中に設置されたマウスピース（可撤式）とがあります。固定式は通院ごとに術者（歯科医師）が拡大していきますが、可撤式は患者さんが約1週間に1回程度ネジを回すことで拡大する装置です。側方に拡大するほかに前方に拡大することもあります。

使用時間（帯）：可撤式；1日24時間
　　　　　　　（食事・歯磨き時を除く）
使用期間：通常3～4カ月前後

効果の出かたには、個人差があります。
固定式は、患者さんが外すことはできません。

固定式の装置

歯列の拡大：リンガルアーチ、ポーター拡大装置、クワドヘリックス
上顎骨（正中口蓋縫合）の拡大：急速拡大装置

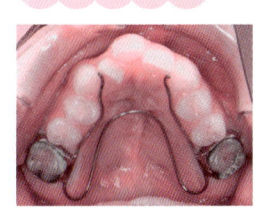

急速拡大装置

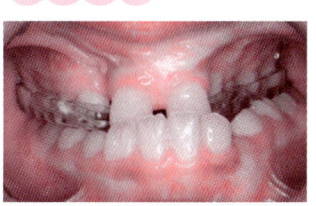

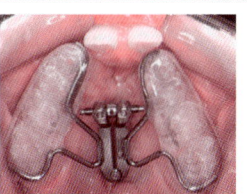

リンガルアーチ

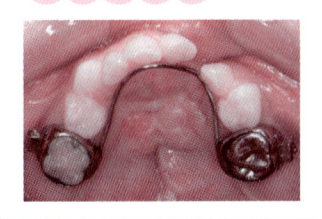

ポーター拡大装置

7章　幼児期からの治療

可撤式の装置（拡大床）

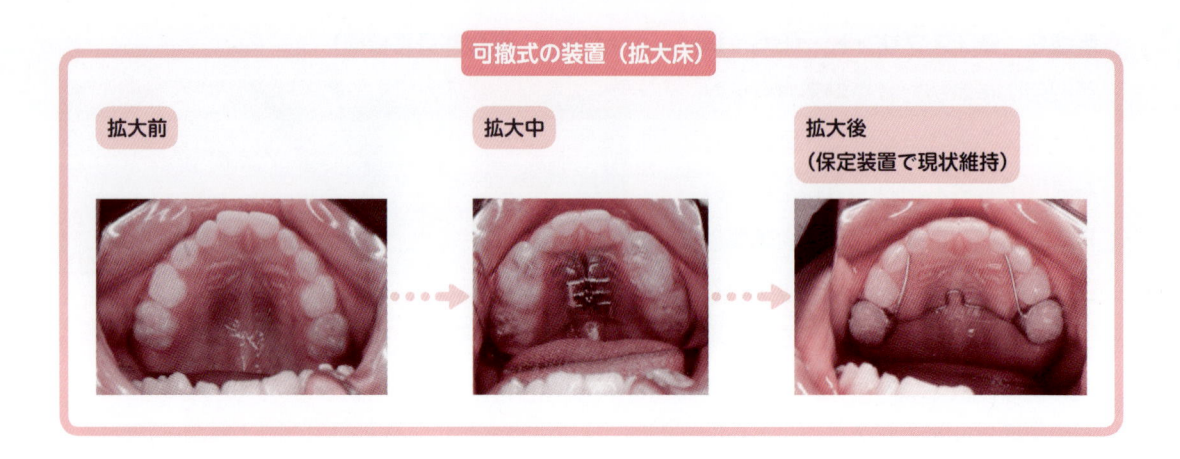

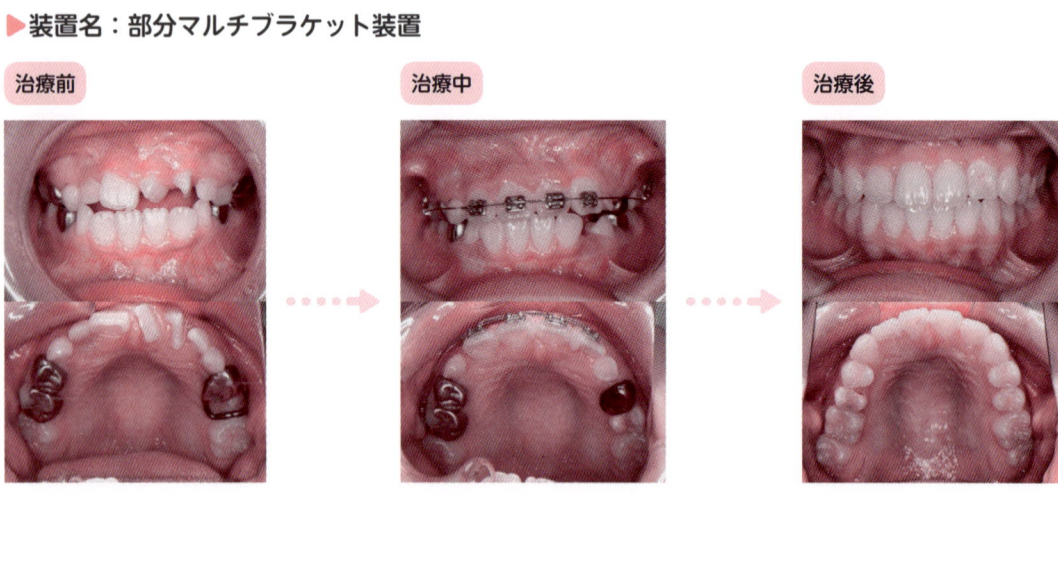

拡大前 → 拡大中 → 拡大後（保定装置で現状維持）

▶装置名：部分マルチブラケット装置

治療前 → 治療中 → 治療後

▶装置名：マルチブラケット装置、保定装置

治療前 → 治療中 → 治療後の保定装置

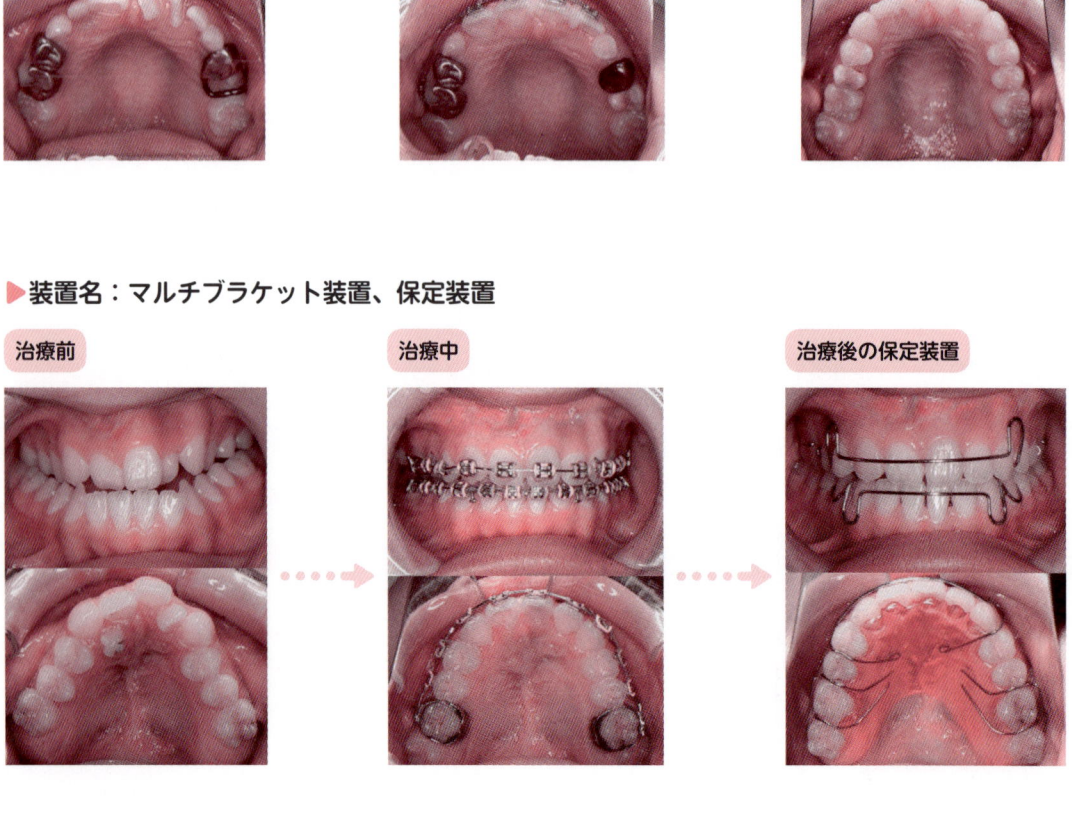

4 幼児期からの手術

1 顎矯正治療

　成長期の場合、うわあご（上顎）やしたあご（下顎）の骨が小さいことがあり、その成長力も低いことがあります。その場合、お子さんがもともともっている成長の力を借りて、小さい骨の成長を促進する矯正治療があります。あるいは、したあごの骨が大きかったりする場合、骨の成長方向を変えて受け口になることを予防する場合があります。これを**顎矯正治療**といいます。

　成長終了後に、上下顎の大きさのバランスが不均一が原因でかみ合わせが整っていない場合、あごの大きさを整える手術を必要とすることがあります。その場合、手術前後に歯列矯正治療が必要になります。

❶成長期の顎矯正治療

口唇裂・口蓋裂治療によくみられるおもな顎矯正装置を紹介します。

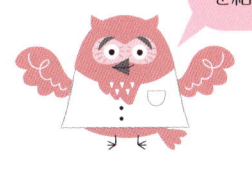

あごの状態と矯正装置の選択

上顎骨低成長の場合	上顎骨成長促進 → 上顎前方牽引装置
下顎骨低成長の場合	下顎骨成長促進 → アクチバトール
下顎骨過成長の場合	下顎骨成長方向の調整 → チンキャップ

▶ **装置名：上顎前方牽引装置（通称MPA；maxillary protraction appliance）**

　フックがついたマウスピース（可撤式）またはリンガルアーチ（固定式）の口腔内装置と、顔にあてたフェイスマスクに歯科用ゴムを引っ掛けて、額とあごを固定源としてうわあごを前に引っ張り出す装置です。

使用時間帯：在宅時
使用時間：1日8時間程度
使用期間：通常2年前後

効果の出かたには、個人差があります。就寝中も使用可能なこともあります。

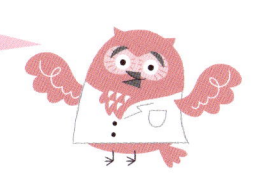

フェイスマスク

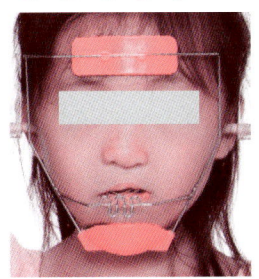

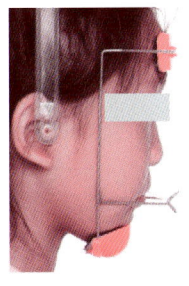

口腔内装置

可撤式　　固定式

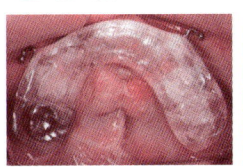

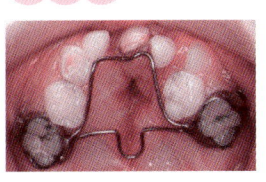

7章　幼児期からの治療

▶ **装置名：アクチバトール**

　機能的顎矯正装置と言い、治療目標位置に誘導したあごの位置でかめるように作製します。装置を上下の歯でかむことで効果が得られ、使用時間に比例して効果が出る装置です。

使用時間：1日8時間程度
使用期間：あごの成長に合わせて
使用できない方：鼻呼吸が困難な方

通称で、**FKO**と呼びます。
効果の出かたには、個人差があります。

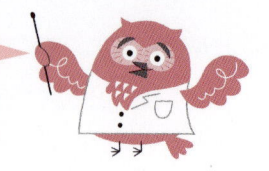

アクチバトール装着の状態

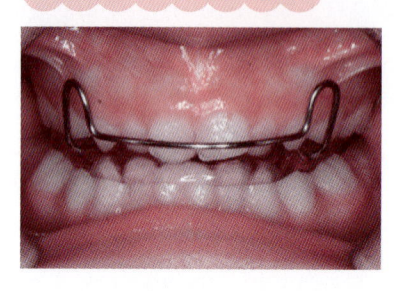

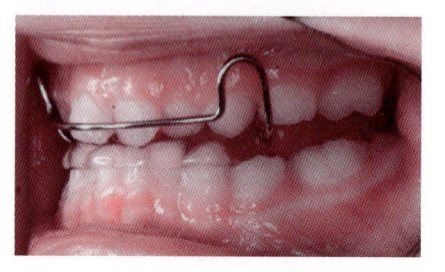

▶ **装置名：チンキャップ（オトガイ帽装置）**

　したあごの成長抑制、下顎骨の成長方向の調整などの目的で使用されます。ゴムを用いた大きい力を顎関節（下顎の大きさが伸びる成長の主たる場所）に向かって牽引するため、顎関節の成長に留意する必要があります。

使用時間：1日8時間程度
使用期間：あごの成長に合わせて

効果の出かたには、個人差があります。

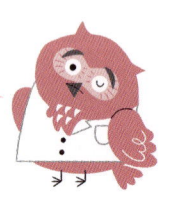

❷ 成長終了後の顎矯正治療：外科的矯正治療

治療の流れ

　　　　　　常にマルチブラケット装置装着

術前歯列矯正治療（必要に応じて抜歯もあり） → 手術 → 術後歯列矯正治療 → 保定（完成した歯列の現状維持） → 終了

下顎前突症(受け口)の治療例

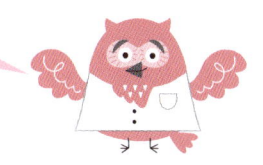

下顎前突症(上顎後退、下顎過成長)のために、上下顎骨離断術を行いました。

治療前

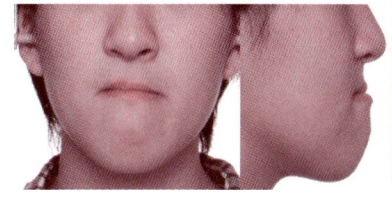

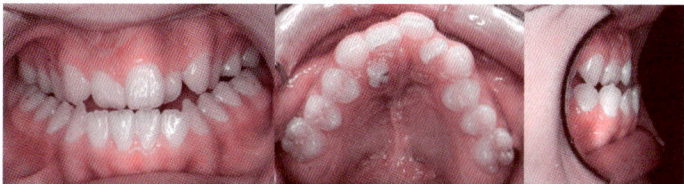

治療終了時

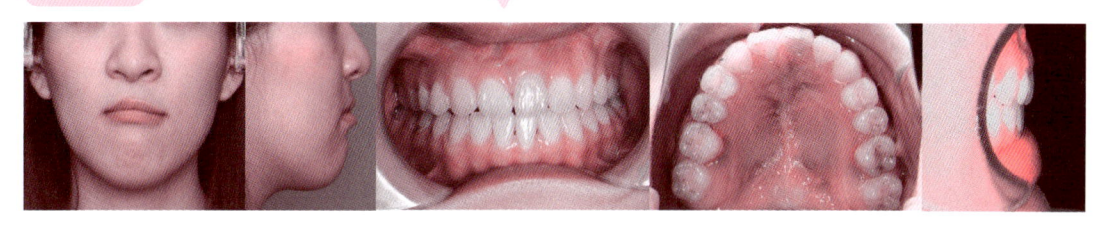

治療前 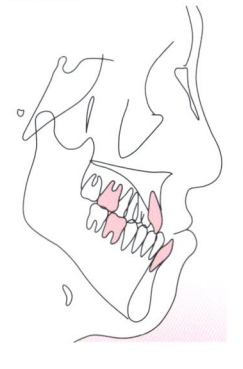　治療後

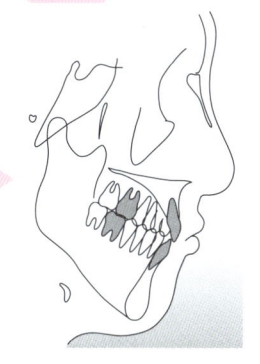

上顎の骨と歯の位置変化

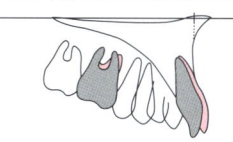

下顎の骨と歯の位置変化

7章　幼児期からの治療

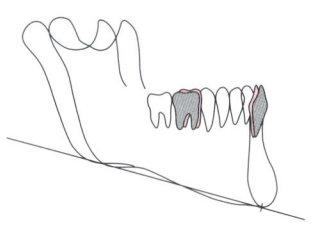

2 顎裂形成術

顎裂は、歯肉をつなげただけではだめで、骨移植を併用して形成します。

片側裂では二つ、両側裂では三つに分かれていた歯肉を、完全な一つのU字型に形成します。その際、必要なら歯肉の移動術を併用することがあります。

通常は、術後に矯正科が歯列を整えます。

> 乳歯から永久歯に生えかわる時に、顎裂を形成します。

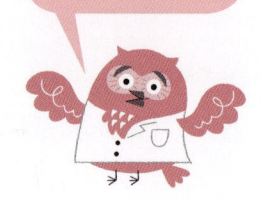

骨移植ってどういうこと？

裂の周囲と歯の生え際に切開を加え、うわあごの骨から歯肉を剥離します。鼻の床、口蓋をそれぞれ縫って天井と床を作った後、骨盤からの骨（海綿骨）を充填し、最後に前面の歯肉を裂部に伸ばしてふたをします。粘膜で作ったポケットに密封されることになります。

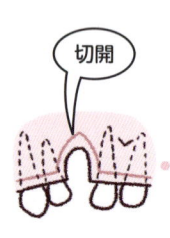

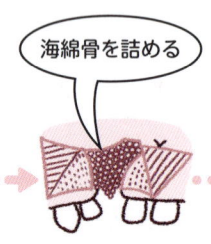

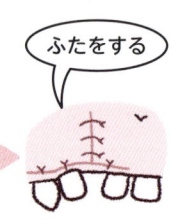

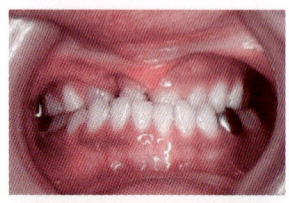

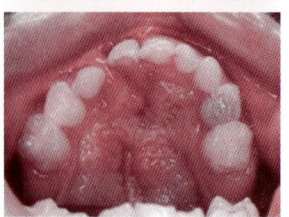

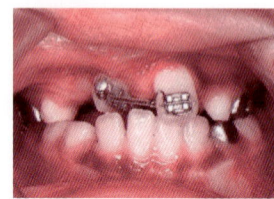

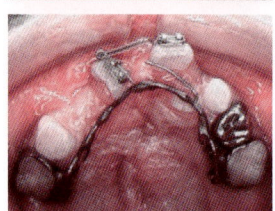

切開 → 海綿骨を詰める → ふたをする

顎裂部骨移植と矯正による治療

顎裂部骨移植 → **矯正治療** → **5年後**

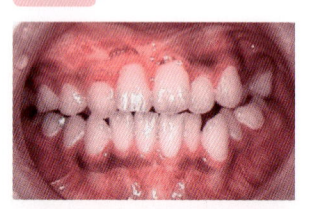

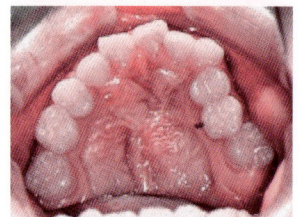

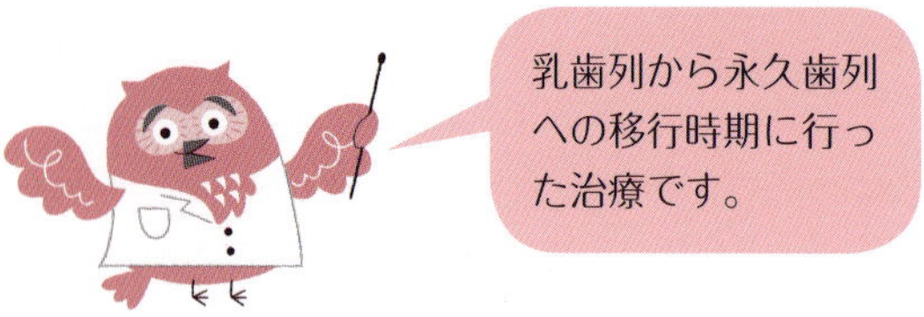

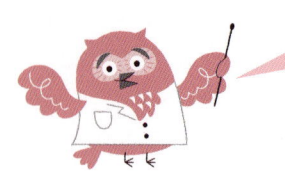

> 乳歯列から永久歯列への移行時期に行った治療です。

乳歯が生えそろった段階で反対咬合になっている。顎裂部骨移植をし、生えてきた前歯に矯正治療をする。永久歯が生えそろった段階で反対咬合は改善した。

3 外科的顎矯正

　矯正治療だけでは、きれいなかみ合わせが獲得できない場合があります。うわあごの成長が悪いために反対咬合の程度が大きく、あご自体の移動が必要な時です。このような場合、矯正科と外科が協力して、うわあごの前方移動手術やしたあごの後方移動手術、あるいはその両方を行うことになります。

　術前の準備（矯正と移動計画）、手術、術後の手当（矯正）の三つがそろう必要があります。

　一般的には17～18歳になって顔の成長が止まった後に、計画されます。

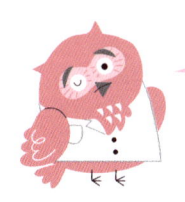

> 手術を避けるために矯正治療だけを無理に行ってかみ合わせを直そうとすると、顔貌に悪い影響を及ぼすことがあるので、十分な説明を求めましょう。

粘膜骨膜弁法術後の反対咬合

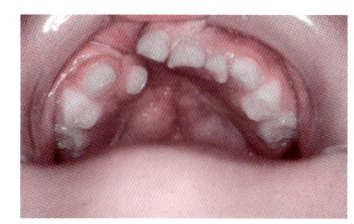

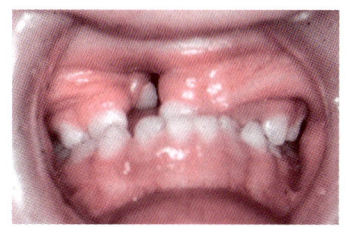

3歳児の写真
前歯が反対咬合になり、側切歯が口蓋に向かって生えている。

⚠ 注意

　あごの移動は言語にも影響を及ぼすことがあるので、問題がなく経過していても言語の診察を受けることが必要です。

正しく治療された口唇口蓋裂とかみ合わせ

術　前

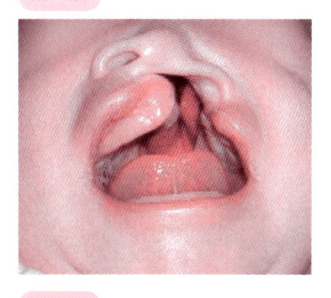

術　後

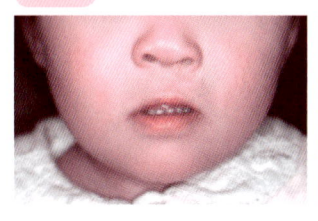

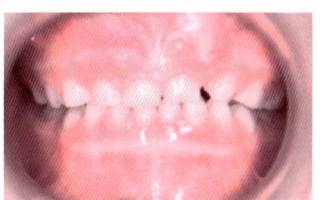

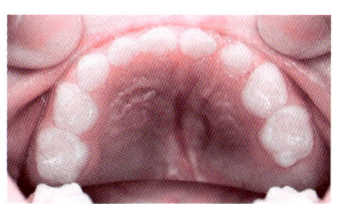

上：2カ月、手術前
下：6歳、手術後
口唇形成術と口蓋形成術が適切に行われた場合、大きな変形や、反対咬合がない状態での成長が期待できる。

7章　幼児期からの治療

顎裂形成術と前歯の移動による歯肉形成術

術 前

術 後

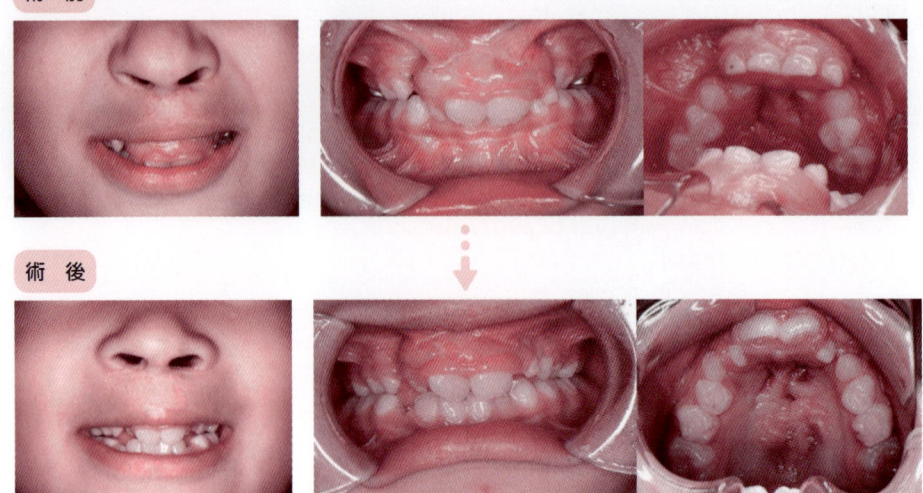

両側唇裂では、ときに中央の前歯が側方の歯より下方に伸びてしまうことがある。この方の場合、顎裂形成術と同時に、前歯を骨ごと上方に移動させて、歯並びをきれいにしている。

顎裂形成術、矯正治療、外科的顎矯正による治療の最終結果

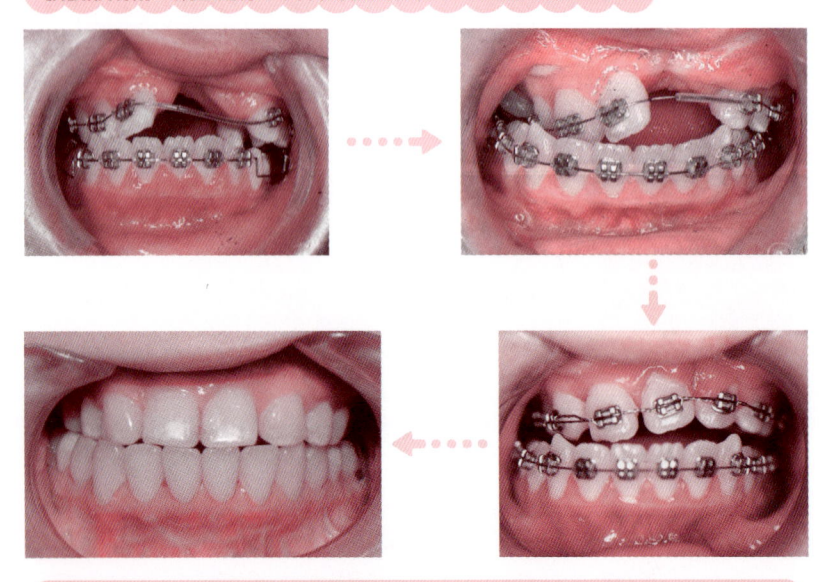

上左：14歳、手術前。上右：顎裂形成術直後
下：矯正の後、外科的顎矯正を行い20歳時の最終結果
顎裂形成術が遅れたが、形成術後の矯正と外科的顎矯正で、きれいなかみ合わせが獲得できた。

インプラント治療：顎裂部の歯が欠損している場合の人工歯根

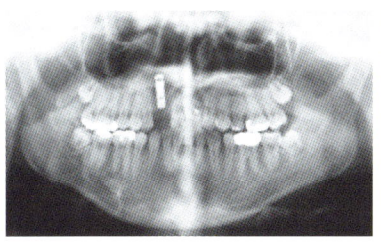

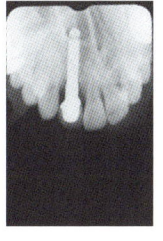

> **人工歯根**
> 人工歯根は、骨にチタンでできた支柱を埋め込むことで、隣の歯を支えにしなくても義歯を立てることができる治療。口唇裂の場合は、保険が使える。

> 歯に隙間が生じた場合でも、顎裂にきれいに骨移植ができていれば、人工歯根を立てることにより、きれいな歯並びを得ることができる。

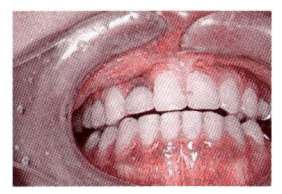

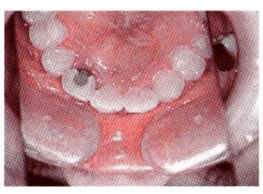

反対咬合と顔貌の改善のために下顎後退術を行った18歳女性

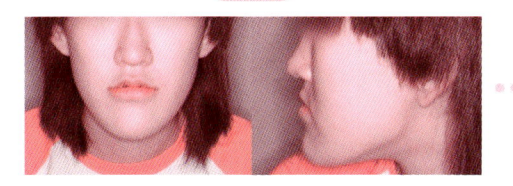

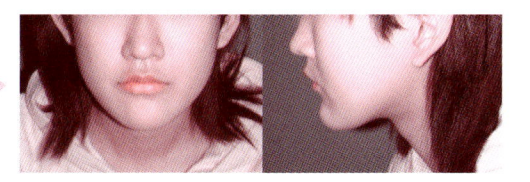

術　前　　　　　　　　　術　後

1歳の時に口蓋裂の手術を受けた。18歳の時に反対咬合を直す目的で、外科的顎矯正を行った。その結果顔貌も改善し、機能的にも形態的にも満足のゆく結果となっている。

4 くちびる・鼻の治療

　くちびるや鼻の形に満足のいかない結果の場合は、修正手術が考慮されます。しかし、口唇や鼻の形は、うわあごや、歯ぐきの形にかなり依存していますので、顎裂を形成する前に修正することは基礎のしっかりしていない家を補修するようなもので、あまり得策とはいえません。顎裂を形成するだけで、鼻の形が改善することもあります。

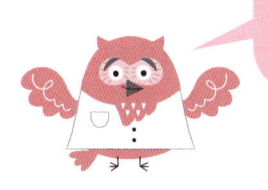

> 歯の生えかわる時期、言語機能の結果、就学の時期などをふまえて、お子さんにあまり多くの負担をかけないように計画していく必要があります。

7章　幼児期からの治療

5 口蓋の再手術

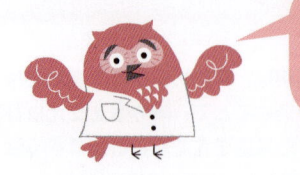

> 初回の口蓋形成術が問題なく終わっても、数％の割合で、ことばがうまく話せず、その一部では、再手術が必要となることがあります。

❶ 口蓋再後退術

初回の手術と同じように、筋肉を正しい方向に治し、口蓋全体を後方に向かって延長するような手術です。鼻咽腔内視鏡検査などで、筋肉のつながりが不十分だと判断された場合に行います。

一度手術した場所をもう一度切開するので、口蓋にきずあとが増えます。したがって、顎発育に与える影響も考え、手術時期は慎重に判断する必要があります。顎裂のある方では、骨移植の時期に同時に行われることもあります。

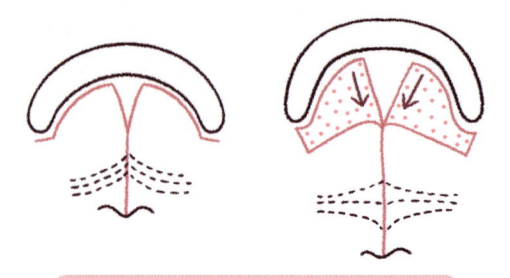

粘膜骨膜弁法と同じように切開し、筋肉とともに後方に移動し、縫合する。前方にできた粘膜の欠損部はそのままにするか、粘膜移植をする。

❷ 咽頭弁形成術

筋肉のつながりは十分であっても閉鎖ができない場合に、行われます。極端に口蓋が短くて閉鎖できない場合や、軟口蓋の動きが良くない場合に選択されます。また、口蓋裂のない鼻咽腔閉鎖不全症の場合にも用いられます。

咽頭（のど）の後壁の一部に切開を加えて持ち上げ、軟口蓋につなげる手術です。口蓋再後退術より確実に閉鎖機能が改善しますが、いびきをかきやすくなったりするため、手術時期やどのような場合に応用するかを慎重に判断しなければなりません。

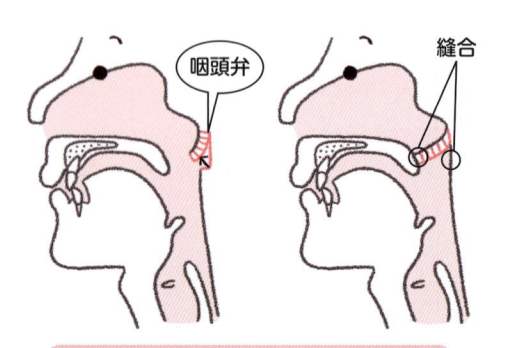

咽頭後壁中央に切開を入れ、短冊状に粘膜を起こし（咽頭弁：赤線部分）、軟口蓋の中央に末端を縫合する。咽頭にできた粘膜欠損は縫合して閉じる。

さくいん

数字・英文
2期法…34
2弁法…34
ABR検査…62
BGスプリント…73
FKO…76
medela® スペシャルニーズフィダー…20
MPA…75
NUK® 口蓋裂用乳首…20
NUK® 口唇裂用乳首…19
OAE検査…62
PLP…47
Tチューブ…64
X線検査…62

あ行
アクチバトール…76
遺伝…10
咽頭後壁…44
咽頭弁形成術…82
インプラント治療…81
オトガイ帽装置…76
親知らず…68
音韻意識を高める訓練…55
音声言語の聴覚的判定…46

か行
外側鼻隆起…9
回転伸展弁法…28
開鼻声…45
顎矯正治療…75
拡大耳鏡…61
拡大装置…73
顎裂形成術…78
顎裂部骨移植…73, 78
合併症…23
可撤式…73
かみ合わせのチェック…71
顔面の発生…9
気管挿管…39
きずあと…43
気密耳鏡…61
逆流防止弁…20
急速拡大装置…73
キューピッド弓…12
矯正歯科治療…71
矯正装置…13, 72
矯正治療…71
くちびるの治療…81
形態異常…6
系統的構音訓練…54
外科的顎矯正…79
げっぷ…21
ケロイド…29
言語聴覚士の役割…52
言語治療の流れ…53
構音障害…30, 44, 49
構音操作…54
口蓋化構音…50
口蓋形成術…32
口蓋再後退術…82
口蓋床…19, 30
口蓋垂…6, 12
口蓋の再手術…82
口蓋裂の手術…30
口蓋瘻孔…51
高研B型…64
高研D型…64
硬口蓋…12
咬合管理…71
交叉咬合…33
口唇裂の手術…26
呼気鼻漏出…50
呼吸器合併症…31
骨移植…78
固定式…73
ことばの治療…44
鼓膜換気チューブ留置…64
鼓膜切開…63
鼓膜の動きの検査…63

さ行
左側完全唇裂…7
左側不全唇裂…7
三角弁法…28
仕上げ磨き…70
シークエンス…23
シェパード型…64
耳音響放射検査…62
耳管…60
歯髄…65
術前顎矯正装置…72
授乳回数…21
授乳時間…21
授乳時の赤ちゃんの姿勢…21
純音聴力検査…62
上顎…6
上顎狭窄…51
上顎前方牽引装置…75
上顎隆起…9
症候群…23
上唇…9
歯列の狭窄…33
人工歯根…81
心室中隔欠損症…10
滲出性中耳炎…60
心臓の手術…25
心房中隔欠損症…10
成人期治療…71
成長期治療…71
成長障害…30
声門破裂音…49
赤唇…12
舌運動訓練…55
セファログラム…46
先天性…6
先天性心疾患…10, 23
前頭隆起…9
側音化構音…51

た行

第一大臼歯…68
第一乳臼歯…67
胎児超音波検査…24
第二乳臼歯…68
多因子遺伝…10
タフトブラシ…70
短期留置用チューブ…64
乳首の固定…21
中耳炎…31, 60
中耳腔…60
チューリッヒ法…34
チュチュベビー®口蓋裂用乳首メディカルタイプ…20
聴覚弁別訓練…55
長期留置用チューブ…64
聴性脳幹反応検査…62
直線法…28
チンキャップ…76
ティンパノメトリー検査…63
テニソン法…28
頭部X線規格写真…46
トラニラスト…29

な行

内視鏡検査…46
内側鼻隆起…9
軟口蓋…11, 12, 44
軟口蓋挙上装置…47
乳犬歯…68
乳歯…65
　──の生え方…67
乳中切歯…67
乳突蜂巣…62
人中…9
粘膜骨膜弁法によるプッシュバック…33
粘膜弁法によるプッシュバック…33

は行

白唇…12
発音の訓練…52
発声と発音の発達…48
鼻の構造…13
鼻の治療…81
鼻への漏れ…43
バルブ型スピーチエイド…47
反対咬合…51
鼻咽腔ファイバー検査…46
鼻咽腔閉鎖機能…44
　──の検査方法…46
鼻咽腔閉鎖機能不全…11, 44, 45
ピエール・ロビン症候群…24
肥厚性瘢痕…29
鼻孔レティナ…43
ピジョン哺乳器口唇口蓋裂児用乳首…20
鼻翼…9
ファーロー法…34
フェイスマスク…75
部分マルチブラケット装置…74
ブローイング検査…46
閉鎖床…31, 43
ポーター拡大装置…73
ホッツ床…31, 72
保定装置…74
補綴的発音補助装置…47
ほ乳…18
母乳実感®乳首…19
ほ乳床…31

ま行

麻酔…39, 41
マルチブラケット装置…74
ミラード法…28
むし歯…65

や行

抑制筒…42

ら行

リカバリールーム…40
リザベン®…29
両側完全唇裂…7
リンガルアーチ…73
瘻孔…43
瘻孔閉鎖床…31
ロビンシークエンス…24

編集・執筆者一覧

編 集

大久保文雄 おおくぼ ふみお ｜ 昭和大学病院唇裂口蓋裂センター長／昭和大学医学部形成外科教授

執 筆

大久保文雄 **1章**・**3章**・**4章**・**5章**・**7章** p.78〜82

加古結子 かこ ゆうこ ｜ 昭和大学医学部小児科学講座助教 **2章**

佐藤亜紀子 さとう あきこ ｜ 昭和大学病院形成外科（言語聴覚士） **6章**

小林一女 こばやし ひとめ ｜ 昭和大学医学部耳鼻咽喉科学教室教授 **7章** p.60〜64

小田訓子 おだ くにこ ｜ 昭和大学歯学部小児成育歯科学講座兼任講師 **7章** p.65〜70

萬屋礼子 よろずや れいこ ｜ 昭和大学歯学部歯科矯正学講座助教 **7章** p.71〜77

■編著者紹介

大久保文雄（おおくぼ　ふみお）
昭和大学病院唇裂口蓋裂センター長／昭和大学医学部形成外科教授

【略歴】
1980年　昭和大学医学部卒
1984年　昭和大学大学院卒
1985年　ミドルモア病院（ニュージーランド）留学
1986年　西尾市民病院形成外科部長
1988年　昭和大学医学部形成外科助手
1990年　昭和大学医学部形成外科講師
1996年　昭和大学医学部形成外科助教授
2007年　昭和大学医学部形成外科准教授
2010年　昭和大学医学部形成外科教授、昭和大学病院唇裂口蓋裂センター長

患者説明にそのまま使える　不安なパパ・ママにイラストでやさしく解説
こどもの口唇裂・口蓋裂の治療とケア

2014年4月5日発行　第1版第1刷
2023年7月20日発行　第1版第6刷

編著者	大久保 文雄
発行者	長谷川 翔
発行所	株式会社メディカ出版
	〒532-8588
	大阪市淀川区宮原3-4-30
	ニッセイ新大阪ビル16F
	https://www.medica.co.jp/
編集担当	鈴木陽子
装　幀	森本良成
イラスト	川添むつみ
印刷・製本	株式会社NPCコーポレーション

Ⓒ Fumio OHKUBO, 2014

本書の複製権・翻訳権・翻案権・上映権・譲渡権・公衆送信権（送信可能化権を含む）は、(株) メディカ出版が保有します。

ISBN978-4-8404-4906-9　　　　　　　　　　　　　　Printed and bound in Japan

当社出版物に関する各種お問い合わせ先（受付時間：平日9：00〜17：00）
●編集内容については、編集局 06-6398-5048
●ご注文・不良品（乱丁・落丁）については、お客様センター 0120-276-115